《药品使用科学监管实用手册》系列丛书

# 消化性溃疡治疗用药

## 风险管理手册

中国药品监督管理研究会药品使用监管研究专业委员会◎组织编写

赵荣生◎主编



中国健康传媒集团
中国医药科技出版社

**图书在版编目（CIP）数据**

消化性溃疡治疗用药风险管理手册 / 赵荣生主编；中国药品监督管理研究会药品使用监管研究专业委员会组织编写．— 北京：中国医药科技出版社，2023.12

（《药品使用科学监管实用手册》系列丛书）

ISBN 978-7-5214-3508-5

Ⅰ．①消…　Ⅱ．①赵…　②中…　Ⅲ．①消化性溃疡—用药安全—风险管理—手册　Ⅳ．① R573.105-62

中国国家版本馆 CIP 数据核字（2023）第 213182 号

**策划编辑**　于海平　**责任编辑**　王　梓　曹化雨

**美术编辑**　陈君杞　**版式设计**　也　在

出版　**中国健康传媒集团**｜中国医药科技出版社

地址　北京市海淀区文慧园北路甲 22 号

邮编　100082

电话　发行：010-62227427　邮购：010-62236938

网址　www.cmstp.com

规格　787 × 1092 mm $^{1}/_{32}$

印张　7 $^{3}/_{8}$

字数　131 千字

版次　2023 年 12 月第 1 版

印次　2023 年 12 月第 1 次印刷

印刷　三河市万龙印装有限公司

经销　全国各地新华书店

书号　ISBN 978-7-5214-3508-5

**定价　40.00 元**

# 内容提要

本书为《药品使用科学监管实用手册》系列丛书之一，主要从消化性溃疡治疗药品的遴选、采购、贮存、临床使用管理，特殊患者使用管理，不良反应等方面阐述药品的信息、风险点、风险因素及管控措施等内容。

本书可供医师、药师和护师参考使用。

# 丛书编委会

# 本书编委会

**主　　编**　赵荣生

**副 主 编**　杨　丽　李慧博

**编　　委**（按姓氏笔画排序）

王　刚　史　琛　许东航　劳海燕

张　玉　杠　前　俞凌燕　徐佳强

符佩姝

**审　　稿**　丁士刚　柏　愚

**策　　划**　北京北方医药健康经济研究中心

**监　　制**　中国药品监督管理研究会

药品使用监管研究专业委员会

# 序

新时代，在我国创新驱动战略背景下，新药审评速度加快，新药上市层出不穷，给患者带来更新更快的治疗服务。但是，我国药品监管力量依然薄弱，科学合理审评面临巨大挑战。中国药品监管科学研究是为确保公众用药安全、有效、合理，不断提高公众健康水平而开展的一系列探索所形成的理论，以及手段、标准和方法。党中央、国务院高度重视药品安全，在监管体制改革、法规建设、基础建设等方面采取了一系列有力措施。随着我国经济社会发展步入新的时代，人民生活不断提高，公众对药品安全有效保证的要求不断增长，对药品的合理使用也更加关注。一旦药品安全发生问题，如不能迅速有效的妥善解决，不仅会威胁群众生命安全和社会安全，给群众和社会造成不可挽回的损失，严重时甚至会引发社会的不稳定。广大药师必须牢记保护和促进公众健康的初心和使命，努力建设强大的科学监管体系，同时必须大力推进监管科学发展与进步，进而实现药品科学监管。

目前，中国制药企业众多，中西药产品数目庞大，在中国加强药品使用风险评估与管理十分必要。参考先进国家新药监管经验，追踪国际最新研究动态，促进中国药品监督管理部门与医疗行业从业人员及患者社会之间的协作、沟通、交流，进而建立符合中国实际情况具有中国特色的药品使用风险监测评估管理体系，对于我们医疗从业人员来说，任重而道远。丛书针对以上现状，从药品进入医疗机构中的各环节作为切入点，分别列举各环节药品的风险，提出相应的管理措施，并对已知风险、未知风险和信息缺失内容予以标明，形成一部药品风险管理过程中的实用手册。作为我国药品风险管理相关的第一套按疾病治疗类别分册的专业书籍，以期为药品的临床使用风险管理提供参考依据，减少或避免用药风险，推动药品合理使用，促进医疗资源优化。力争成为医师、药师和护师的日常药品临床使用风险管理的专业口袋书。

医疗机构作为药品使用的最主要的环节，也是药品风险高发的区域，药品管理法对其药事管理提出明确要求，包括“医疗机构应当坚持安全有效、经济合理的用药原则，遵循药品临床应用指导原则、临床诊疗指南和药品说明书等合理用药，对医师处方、用药医嘱的适宜性进行审核。”这就要求药师在药品管理和合理用药指导等方面具有相应的技术能力并有据可依。本丛书按照疾病治疗类别分册介绍，从药品概述，药品遴选、采购与储存环节风险管理，临床使用管理，特殊患者使用管理和用药教育等多方面药品的信息、风险点、风险因素等进行梳理。本丛书旨在为医师、药师和护师提供用药指导和帮助，确保患者安全用药、降低药品风险，实现广大民众健康水平不断提高的崇高目标。在此特别撰文推荐。

谨此。

原国家食品药品监督管理局局长

中国药品监督管理研究会创会会长

2022年7月28日于北京

# 编写说明

2017年6月中国国家药监部门加入ICH，开始加快接受并实施ICH相关技术指导原则的步伐。ICH E2系列指导原则的全面实施，将推动我国制药企业及医疗机构对药物研发、审批与上市后阶段药物安全和药物风险管理（PV）的认识和关注，也使得理解并建立PV体系、培养PV人才的迫切性和必要性日渐凸显。2019年新修订《药品管理法》也为药物警戒和药品风险监测提供了法律支撑。药品使用风险管理是一项非常艰辛的工作，药物风险管理评价，用于高风险药物识别、风险来源判断和风险干预，是患者用药安全的根本保障。

作为一名几十年工作在一线临床服务的老药师，一直希望在上市药品准入、临床用药风险管控上编写一套管理工具式的实用丛书，以分析及寻找用药发生危险的根本原因，并制定相应的解决问题的措施，能从根本上解决药品使用管理中的突发问题，既可减少医师、药师、护师的个人差错，更能寻找临床治疗冰山之下的风险因素，使同样的问题不再发生，将处于萌芽状态的风险苗头从根源处消灭。

《药品使用科学监管实用手册》系列丛书的出版，为我国临床医师、药师和护师提供了一部临床实用且可操作的指导用书，详细说明了药品在医疗机构使用过程中各环节存在的风险和风险因素并提出相应的管理措施；立意独特创新，编写过程始终坚持人民健康至上；依照现行有关法规编写，基于循证证据、运用质量高、时效性强的文献，保障内容的权威性；根据各类别药品特性编写内容及表现形式，重点提示有风险点的环节；包括更多临床用量大、覆盖率高的药物。

药品使用风险管理是一个新学科，是药物警戒的重要组成部分，是公众用药安全的重要保障，是我国药品科学监管领域的重要课题；药品使用风险管理不是简单的用药指南，也不同于以往的不良反应监测或合理用药的概念，而是涵盖了药品的研究、生产、流通、使用的全部过程，是各阶段互相结合的、宏观的、系统的认知；因此，丛书在新时代编写的意义重大，为保障公众用药的安全，减少伤害，降低医患风险提供强大的专业支撑。丛书设计合理，组织严密，在国家卫健委、国家药监局的指导下，在众多医院药学先锋的探索下，借鉴国际药品风险管理安全目标与实践经验，强化信息技术监管和质量环 (PDCA)、品管圈、模式分析、根本原因分析等多种管理学习与应用，医、药、护人员的风险管理能力会逐步提升，全国医院临床药学的整体管理水平也会更上一层楼。

希望未来，我国在药品风险管理体系建设方面再接再厉，逐步提升中国药师价值，也进一步优化药师队伍，持续强化上市后药品风险管理培训，双轮驱动，相辅相成，定能帮助患者及医务人员营造一个更安全的医疗环境。

胡　欣

2022 年 8 月 1 日于北京

# 前言

《消化性溃疡治疗用药风险管理手册》是为消化科医务工作者编写的临床用药管理操作手册，汇集了已在国内上市的五类消化性溃疡治疗药物（包括抗酸剂、$H_2$受体拮抗剂、质子泵抑制剂、钾离子竞争性酸阻滞剂和胃黏膜保护剂）药品信息、国内外相关临床诊疗指南推荐使用的证据，参考国家药品监督管理局2021年发布《药物警戒质量管理规范》的要求，详细描述五类消化性溃疡治疗用药全生命周期的风险管控点、风险管控内容和方法。围绕“建体系、防风险、保安全”，以提高临床医务工作者对药品使用各环节风险管理认知为目的，给予临床用药安全管理指导，最大限度地降低药品安全风险，提升患者用药安全，保护和促进公众健康。

本手册共分六章。第一章概述了药品基本信息、药物作用机制与常见风险点管理；第二章描述了药品遴选、采购与贮存环节风险的管理；第三章详细描述了临床使用环节风险的管理；第四章详细描述了特殊患者的用药管理；第五章阐述了药品不良反应管理；第六章阐述了患者用药教育。药品在相应的风险点或管控措施中，如未给出明确描述，即为信息缺失，与已描述的“已知风险”和“潜在风险”，共同为该药品的风险管控提供指导。

希望能通过本书的出版，使药品风险管理更趋近于完善、规范，也希望本书能成为临床医务工作者重要的工具书，推动我国药物警戒质量管理体系的建设。

编　者

2023年6月

# 目录

## 第一章 药品概述



## 第二章 药品遴选、采购与贮存环节风险管理

## 第三章

## 临床使用风险管理

## 第四章 特殊患者用药管理

第五章

## 不良反应管理



第六章

## 用药教育

# 第一章
# 药品概述

# 第一节　消化性溃疡治疗药物介绍

目前国内已上市的消化性溃疡治疗药物包括：6种$H_2$受体拮抗剂（$H_2RA$，西咪替丁、雷尼替丁、法莫替丁、尼扎替丁、罗沙替丁、拉呋替丁），包括注射剂和口服剂型。6种质子泵抑制剂（PPI，奥美拉唑、兰索拉唑、泮托拉唑、雷贝拉唑、艾司奥美拉唑、艾普拉唑），包括注射剂和口服剂型。3种钾离子竞争性酸阻滞剂（P-CAB，伏诺拉生、替戈拉生、凯普拉生），均为口服剂型。3种抗酸剂（氢氧化铝、铝碳酸镁、碳酸钙），均为口服剂型。6种胃黏膜保护剂（枸橼酸铋钾、硫糖铝、磷酸铝、替普瑞酮、吉法酯、瑞巴派特），均为口服剂型。

# 第二节　药物活性成分与作用机制

## 一、活性成分

**1. $H_2$ 受体拮抗剂**

活性成分：西咪替丁、雷尼替丁、法莫替丁、尼扎替丁、罗沙替丁、拉呋替丁。

**2. 质子泵抑制剂**

活性成分：奥美拉唑、兰索拉唑、泮托拉唑、雷贝拉唑、艾司奥美拉唑、艾普拉唑。

**3. 钾离子竞争性酸阻滞剂**

活性成分：伏诺拉生、替戈拉生、凯普拉生。

**4. 抗酸剂**

活性成分：氢氧化铝、铝碳酸镁、碳酸钙。

**5. 胃黏膜保护剂**

活性成分：枸橼酸铋钾、硫糖铝、磷酸铝、替普瑞酮、吉法酯、瑞巴派特。

## 二、作用机制

### 1. $H_2$ 受体拮抗剂

$H_2$ 受体拮抗剂通过特异性拮抗胃壁细胞上的 $H_2$ 受体，抑制组胺的释放来减少胃酸分泌。当 $H_2$ 受体被抑制后，促胃泌素和乙酰胆碱对壁细胞的作用也会减少。

### 2. 质子泵抑制剂

质子泵抑制剂通过特异性地作用于胃壁细胞内管泡膜上的 $H^+$–$K^+$–ATP 酶，与质子泵不可逆地结合使其失去活性，抑制基础胃酸的分泌及组胺、乙酰胆碱、胃泌素、进食等多种刺激引起的酸分泌。

### 3. 钾离子竞争性酸阻滞剂

钾离子竞争性酸阻滞剂（P–CAB）通过阻断 $H^+$–$K^+$–ATP 酶钾离子通道，竞争性和可逆性地阻滞钾离子与酶的结合，迅速抑制胃酸分泌。

### 4. 抗酸剂

抗酸剂可中和胃酸、减少流至十二指肠的胃酸、降低胃蛋白酶活性、减轻对胃黏膜的刺激和腐蚀。

### 5. 胃黏膜保护剂

通过促进胃黏液和碳酸氢钠盐分泌、刺激前列腺素合成、改善黏膜血流或在黏膜表面形成保护层增强黏膜抵抗力。

# 第三节　常见的风险点管理

## 一、药品遴选、采购与贮存环节风险管理

参考我国《医疗机构药品遴选指南》《中国医疗机构药品评价与遴选快速指南》等做好药品遴选工作。遴选应在药事管理与药物治疗学委员会框架下实行集体决策与利益回避。遵循以下遴选原则：

临床必需：优先国内外指南一线推荐药品。

安全有效：不良反应相对较小，并且质量稳定的品种。

价格合理：在临床必需、安全有效的前提下，根据单价及整个治疗疗程费用，选择价格比较适宜的品种。

使用方便：具有合适的剂型和适宜的包装，方便使用、运输和贮存的品种。

择优遴选：结合医院诊疗特色的用药需求，综合评价药品的有效性、安全性、经济性、适宜性、创新性及可获得性，优于同类药品的品种。

市场上消化性溃疡治疗药品厂家繁多，保存条件各异，大多要求遮光、密封、阴凉（不超过20℃）保存，贮存不当会引起药品效价降低及失效。贮存环

节的风险管控多发生于运输及库存管理环节，应注意其管理中的温度监控及搬运方式。

临床科室备用该类药品数量根据实际临床使用需求而定，应严格按照药品说明书规定的贮存条件存储，定期检查确保药品在规定的效期内使用。

## 二、临床使用风险管理

**1. 处方环节风险管理**

包括处方权限管理、适应证、患者意愿。依据《处方管理办法》，医师应当根据医疗、预防、保健需要，在明确诊断的基础上按照诊疗规范、权威指南、药品说明书中的适应证、药理作用、用法用量、禁忌、不良反应和注意事项等开具处方。

**2. 用法用量风险管理**

包括推荐用药剂量、剂量调整原则，同一药物不同疾病的治疗剂量会存在差异。消化性溃疡治疗药物有注射剂，胶囊剂和片剂等，需关注不同剂型、特殊人群的用法用量以及不同剂型之间的换算剂量。个体用量参照各药国内批准说明书，并同时列出美国食品药品管理局（FDA）批准剂量，以满足对超说明书临床使用管理的需求。

**3. 药物过量风险管理**

若出现该类药物过量，应密切监测患者是否出现不良反应的症状或体征，应立即进行对症治疗和支持治疗，必要时洗胃或使用活性炭。

**4. 预防性使用**

预防危重症患者应激性黏膜病变（Stress Related Mucosal Disease，SRMD）仅适用于高危人群。药物预防的目标是控制胃内 pH ≥ 4。

**5. 用药禁忌及注意事项**

已知对药品中任何其他成分过敏者禁用。在服药期间需注意观察急性间质性肾炎，氰钴胺 / 甲钴胺（维生素 $B_{12}$）缺乏，艰难梭状芽孢杆菌性腹泻，骨折，低镁血症，皮肤型和系统性红斑狼疮，胃底息肉，胃恶性肿瘤，胃肠道感染等风险。

**6. 药物相互作用**

与其他药物合用时，可能对药物代谢产生影响。主要包括两个方面：

（1）抑酸影响药物的吸收（减少或增加）。

（2）影响经 CYP450 酶代谢的药。不同药物间略有差异。如必须联合使用，宜选择相互作用最小的品种，密切监测临床疗效和不良反应，及时调整用药剂量和疗程。

## 三、特殊患者用药管理

包括儿童用药，老年用药，妊娠期及哺乳期妇女用药，肝肾功能不全患者用药，以及其他特殊患者风险管理。经多年临床应用，在特殊人群中的使用已经形成一定共识，适用范围相较原研说明书也有扩大。

## 四、不良反应

包括治疗前评估、不良反应分级及处理一般原则、常见不良反应与处置建议。治疗前后进行相关实验室检查及体格检查，以评估与监测患者相关器官功能，早期发现不良反应。

## 五、用药教育

用药教育是指医生、护士或药师直接对患者及家属解答用药疑问或用药注意事项，介绍药物和疾病知识，开展公众交流，为公众提供用药咨询的药学服务活动。包括心理指导、饮食指导、用药指导、休息与活动指导及出院指导。

2

第二章

# 药品遴选、采购与贮存环节风险管理

# 第一节　药品遴选环节风险管理

药品遴选应在药事管理与药物治疗学委员会框架下实行集体决策，参考我国《医疗机构药品遴选指南》《中国医疗机构药品评价与遴选快速指南》，药品遴选应遵循以下原则：临床必需性、有效性、安全性、经济性、药品质量、不可替代性；临床适用性：合适的剂型和适宜的包装，方便使用、运输和储藏等；以及政策属性：优先选择“国家基本药物”“国家集采和国谈目录内药品”，结合“医保类型”等。各医疗机构应结合医院诊疗特色，遴选适宜机构的药品目录。

在消化性溃疡的治疗药物遴选中，需要考虑同类药物品种繁多，药理作用类似，但药品说明书所批准的适应证、药代动力学特征、药物相互作用等均有差异，故各医疗机构遴选药品目录时需根据自己医院收治患者的疾病特点，尽可能覆盖临床使用的各种情形。若遴选不当，临床使用过程中可能涉及超药品说明书用药或无法达到治疗效果等。质子泵抑制剂口服剂型为肠溶剂，须整粒吞服不可咀嚼或压碎，重症监护或者意识障碍的患者可通过注射途径给药，需考虑不同情况遴选不同剂型药物。一些老年患者因基础疾病多，合并用药品种多，在治疗中受疾病间、药物间相互作用的影响比较大，因此在合并使用某些药物时需考虑代谢途径导致的药物相互作用，遴选药物时也需考虑品种的多样化。

我国近几年新上市三种P-CAB，在遴选新药入院时，不仅需要对比三种P-CAB之间的药代动力学差异，还需权衡该类药物与PPI制剂临床应用的适应证、有效性、安全性等。据国内外指南，消化性溃疡、幽门螺杆菌的根除治疗建议使用PPIs或P-CABs，但目前伏诺拉生及替戈拉生说明书仅批准用于反流性食管炎，凯普拉生批准用于反流性食管炎与十二指肠溃疡，对于胃溃疡及幽门螺杆菌的根治治疗，目前仍为超说明书用药，质子泵抑制剂的说明书批准用于消化性溃疡、幽门螺杆菌根除的适应证也各不一致（详见第三章第一节表3-1及表3-2）。除此之外，需注意说明书批准用于预防重症疾病应激性溃疡的药物仅有奥美拉唑及艾司奥美拉唑静脉制剂，在遴选药物时均需酌情考虑。

## 第二节 采购入库环节风险管理

### 一、常规采购

根据《药品经营质量管理规范》《药品流通监督管理办法》等规范制度，医疗机构应建立完整的采购制度，配备相关技术人员，明确岗位职责分工。进行药品采购时风险管控措施主要包括：

1. 需索取、查验、保存供货企业相关证件，确定供货单位的合法资格，所购入药品的合法性。

2. 核实供货单位销售人员的合法资格。

3. 与供货单位签订质量保证协议。

4. 真实完整的药品购进记录：药品购进记录必须注明药品的通用名称、生产厂商、剂型、规格、批号、生产日期、有效期、批准文号、供货单位、数量、价格、购进日期。

药品验收入库环节风险涉及对配送厂家、配送药品、库管人员等方面的管理，是药品在院内安全使用的首要关口。其风险管控措施主要包括：

1. 验收入库的药学专业人员需仔细核对药品，做到票、账、货相符。

2. 验收药品应当按照药品批号查验同批号的检验报告书，检验报告书应当加盖其质量管理专用章原印章。

3. 验收药品应当做好验收记录，包括药品的通用名称、剂型、规格、批准文号、批号、生产日期、有效期、生产厂商、供货单位、到货数量、到货日期、验收合格数量、验收结果等内容。验收人员应当在验收记录上签署姓名和验收日期。

消化性溃疡的治疗药物需冷链运输的极少，若有个别药物需要冷链运输，验收入库时应当核实运输方式是否符合冷链运输要求，药品到货时对其运输方式及运输过程的温度记录、运输时间等质量控制状况进行重点检查并记录。

## 二、药品临时采购

医院原则上不得采购本院药品目录以外的药品，确有特殊临床需求可启动临时采购程序，临时采购仅限于临床病情必需，而院内无可替代品种，必须严格遵循审批手续。临时采购药品只能由所申请的患者专人专用，不得用于其他患者。但目前大部分医疗机构采取纸质申请、手工信息登记、纸质原件存档的模式。存在审批过程较烦琐，事后追踪查询难，回顾性数据统计难以实现等风险点，有医疗机构将药品临时采购审批工作采取“电子化审批”，能有效规避风险点，促进药事管理工作的高效发展。

## 三、厂家与规格

从药理作用上分类，消化性溃疡治疗用药主要包括以下三大类药物：抑酸剂，包括 $H_2$ 受体拮抗剂、质子泵抑制剂、钾离子竞争性酸阻滞剂；抗酸剂；胃黏膜保护剂。查阅国家药品监督管理局注册药品信息，各类药品生产厂家与规格见表 2-1 至表 2-5。

表 2-1　$H_2$ 受体拮抗剂药品生产厂家与规格

| 药品 | 剂型 | 性状 | 规格 | 包装 | 厂家 |
|---|---|---|---|---|---|
| 西咪替丁 | 片剂 | 加有着色剂的淡蓝色或浅绿色片 | 200mg/ 片 | 口服固体药用高密度聚乙烯瓶 | 天津力生 |
| | | 薄膜衣片，除去包衣后显白色或类白色 | 200mg/ 片 | 聚氯乙烯固体药用硬片和药品包装用铝箔 | 天方药业 |
| | 胶囊剂 | 白色或类白色粉末或颗粒 | 200mg/ 粒 | 固体药用塑料瓶 | 成都天台山 |
| | | 白色粉末或颗粒 | 200mg/ 粒 | 塑料瓶或玻璃瓶 | 广东恒健 |
| | 注射剂 | 无色澄明液体 | 200mg/ 支 | 玻璃安瓿瓶 | 山东方明 |
| | | 无色澄明液体 | 200mg/ 支 | 低硼硅玻璃安瓿瓶 | 容生制药 |

续表

| 药品 | 剂型 | 性状 | 规格 | 包装 | 厂家 |
|---|---|---|---|---|---|
| 雷尼替丁 | 片剂 | 薄膜衣片，除去包衣后显类白色至微黄色 | 150mg/ 片 | 口服固体药用高密度聚乙烯瓶 | 瑞阳制药 |
| | 胶囊剂 | 类白色或黄色粉末或颗粒 | 150mg/ 粒 | 塑料瓶或玻璃瓶装；铝塑装 | 广东恒健 |
| | | 类白色至黄色粉末或颗粒 | 150mg/ 粒 | 口服固体药用瓶 | 辅仁药业 |
| | 注射剂 | 白色至淡黄色疏松块状物或粉末 | 100mg/ 瓶 | 注射用冷冻干燥用氯化丁基橡胶塞 / 低硼硅玻璃管制注射剂瓶 | 成都天台山 |
| | | 无色至淡黄色澄明液体 | 50mg/ 支 | 低硼硅玻璃安瓿瓶 | 容生制药 |
| | | 无色至淡黄色澄明液体 | 50mg/ 瓶 | 低硼硅玻璃安瓿瓶 | 哈森（商丘）药业 |

续表

| 药品 | 剂型 | 性状 | 规格 | 包装 | 厂家 |
|---|---|---|---|---|---|
| 法莫替丁 | 片剂 | 白色片 | 20mg/ 片 | 铝塑板 | 上海世康 |
| | | 薄膜衣片，除去包衣后显白色或类白色 | 20mg/ 片 | 聚氯乙烯固体药用硬片和药品包装用铝箔；口服固体药用高密度聚氯乙烯瓶 | 上海上药信谊 |
| | | 白色片、糖衣片或薄膜衣，除去包衣后显白色或类白色 | 20mg/ 片 | PVC 硬片、铝箔泡罩 | 湖南迪诺 |
| | 胶囊剂 | 白色或类白色粉末 | 20mg/ 粒 | 药品包装用铝箔 / 聚氯乙烯固体药用硬片 | 湖北舒邦 |
| | 注射剂 | 无色至微黄色澄明液体 | 20mg/ 瓶 | 安瓿瓶 | 华润双鹤 |
| | | 无色至微黄色澄明液体 | 20mg/ 支 | 2ml 低硅玻璃安瓿 | 上海信谊 |
| | | 无色至微黄色澄明液体 | 20mg/ 支 | 低硼硅玻璃安瓿 | 容生制药 |

续表

| 药品 | 剂型 | 性状 | 规格 | 包装 | 厂家 |
|---|---|---|---|---|---|
| 尼扎替丁 | 片剂 | 薄膜衣片，除去包衣后显类白色或微黄色（分散片） | 150mg/ 片 | 药品包装用 PTP 铝箔、药用 PVC 硬片泡罩 | 威特（湖南） |
| | 胶囊剂 | 浅黄色颗粒及粉末 | 150mg/ 粒 | 铝塑泡罩 | 天津君安 |
| 罗沙替丁 | 注射剂 | 白色或类白色冻干块状物或无定形粉末 | 75mg/ 瓶 | 西林瓶 | 北京四环 |
| | | 白色疏松冻干块状物 | 75mg/ 瓶 | 低硼硅玻璃管制注射剂瓶 | 哈药集团 |
| 拉呋替丁 | 片剂 | 类白色片 | 5mg/ 片 | 药用铝箔 / 聚氯乙烯固体药用硬片包装，外封复合膜带 | 湖北舒邦 |
| | 胶囊剂 | 类白色粉末 | 5mg/ 粒 | 聚乙烯塑料瓶 | 悦康药业 |
| | | 白色或类白色粉末 | 10mg/ 粒 | 铝塑泡罩 | 江苏苏中 |

表 2-2 质子泵抑制剂药品生产厂家与规格

| 药品 | 剂型 | 性状 | 规格 | 包装 | 厂家 |
| --- | --- | --- | --- | --- | --- |
| 奥美拉唑 | 片剂 | 双面凸的椭圆形肠溶片，淡粉红色 | 10mg/ 片 | 双铝塑复合膜泡 | 阿斯利康 |
| | | 双面凸的椭圆形肠溶片，粉红色 | 20mg/ 片 | | |
| | | 肠溶衣片，除去包衣后显白色或类白色 | 20mg/ 片 | PVC 硬片，铝箔泡罩 | 湖南方盛 |
| | 胶囊剂 | 白色或类白色肠溶小丸或颗粒 | 20mg/ 粒 | 口服固体药用高密度聚乙烯瓶 | 海南海灵 |
| | | 白色或类白色肠溶小丸或颗粒 | 20mg/ 粒 | 铝塑包装后加干燥剂装入双铝袋中 | 浙江亚太 |
| | | 白色或类白色肠溶小丸或颗粒 | 20mg/ 粒 | 药用 PVC 硬片、药品用铝箔泡罩 | 湖南迪诺 |
| | 注射剂 | 白色或类白色疏松块状物或粉末 | 40mg/ 瓶 | 无色西林瓶 | 阿斯利康 |
| | | 白色或类白色疏松块状物或粉末 | 40mg/ 瓶 | 低硼硅玻璃管制注射剂瓶 | 江苏吴中 |
| | | 白色或类白色疏松块状物或粉末 | 40mg/ 瓶 | 西林瓶 | 海南双鹤 |
| | | 白色或类白色块状物或粉末 | 40mg/ 瓶 | 管制注射剂玻璃瓶、药用丁基橡胶塞及铝塑组合盖 | 湖北朗天 |

续表

| 药品 | 剂型 | 性状 | 规格 | 包装 | 厂家 |
|---|---|---|---|---|---|
| 兰索拉唑 | 片剂 | 肠溶片，除去包衣后显白色至淡黄褐色 | 15mg/片 | 铝塑 | 华润双鹤 |
| | | 肠溶衣片，除去包衣后显白色至微黄色 | 15mg/片 | 药品包装用铝箔/聚氯乙烯固体药用硬片 | 湖北潜龙 |
| | | | 30mg/片 | | |
| | | 肠溶衣片，除去包衣后显白色至淡黄褐色 | 15mg/片 | 双铝包装 | 山东罗欣 |
| | 胶囊剂 | 白色胶囊，内容物为白色或类白色肠小丸或球状颗粒 | 30mg/粒 | 铝塑泡罩包装，聚氯乙烯固体要用符合硬片及药品包装用铝箔 | 天津武田 |
| | | 白色或类白色肠溶球状颗粒 | 15mg/粒 | 药品包装用铝箔/聚氯乙烯固体药用硬片 | 湖北潜龙 |
| | 注射剂 | 白色或类白色疏松块状物或粉末 | 30mg/瓶 | 中硼硅玻璃管制注射剂瓶＋冷冻干燥注射用局部覆聚乙烯膜卤化丁基橡胶塞（溴化） | 江苏奥赛康 |
| | | 白色或类白色块状物或粉末 | 30mg/瓶 | 西林瓶 | 辰欣药业 |

续表

| 药品 | 剂型 | 性状 | 规格 | 包装 | 厂家 |
|---|---|---|---|---|---|
| | 注射剂 | 白色或类白色疏松块状物或粉末 | 30mg/瓶 | 中性硼硅玻璃管制镀二甲基硅氧烷膜注射剂瓶+G20–D1c型冷冻干燥注射用局部覆聚四氟乙烯膜卤化丁基橡胶塞（溴化） | 上药新亚 |
| 泮托拉唑 | 片剂 | 黄色肠溶衣片，除去包衣后显白色或类白色 | 40mg/片 | 双铝泡罩 | Takeda Gmbh Production |
| | | 肠溶衣片，除去包衣后显白色或类白色 | 20mg/片 | 药品包装用铝箔，聚氯乙烯固体药用硬片 | 辽宁诺维诺 |
| | | 肠溶衣片，除去包衣后显白色 | 40mg/片 | 铝塑板 | 山东罗欣 |
| | | 肠溶衣片，除去包衣后显白色或类白色 | 40mg/片 | 聚酰胺/铝/聚氯乙烯冷冲压成型固体药用复合硬片及药用铝箔 | 杭州康恩贝 |
| | 胶囊剂 | 肠溶胶囊，内容物为白色或类白色粉末 | 40mg/粒 | 铝塑泡罩 | 双鹤药业 |
| | | 白色或类白色肠溶微丸 | 40mg/粒 | 铝塑板封装，外套复合袋密封 | 杭州中美华东 |

续表

| 药品 | 剂型 | 性状 | 规格 | 包装 | 厂家 |
|---|---|---|---|---|---|
| 泮托拉唑 | 注射剂 | 白色或类白色粉末，可溶于水、0.9%氯化钠注射液或其他适当的液体，化学性质在碱性溶液中保持稳定，而在低 pH 的溶液中不稳定 | 40mg/ 瓶 | 西林瓶 | Takeda GmbH |
| | | 白色或类白色疏松块状物或粉末 | 40mg/ 瓶 | 中硼硅玻璃管制注射剂瓶、冷冻干燥用溴化丁基橡胶塞 | 山东绿叶 |
| | | | 60mg/ 瓶 | | |
| | | | 80mg/ 瓶 | | |
| | | 白色或类白色疏松块或粉末 | 40mg/ 瓶 | 西林瓶 | 江苏奥赛康 |
| | | | 80mg/ 瓶 | | |

续表

| 药品 | 剂型 | 性状 | 规格 | 包装 | 厂家 |
|---|---|---|---|---|---|
| 雷贝拉唑 | 片剂 | 肠溶衣片，除去包衣后显白色至淡黄色 | 10mg/ 片 | 铝塑包装 | 卫材 |
| | | 肠溶衣片，除去包衣显白色或淡黄色 | 10mg/ 片 | 铝塑包装 | 江苏豪森 |
| | | 肠溶衣片，除去包衣显白色或淡黄色 | 20mg/ 片 | 药用铝箔 | 成都迪康 |
| | 胶囊剂 | 类白色肠溶微丸 | 20mg/ 粒 | 铝塑包装 | 珠海润都 |
| | | 肠溶胶囊，内容物为类白色或淡黄色颗粒或粉末 | 10mg/ 粒<br>20mg/ 粒 | 药用高密度聚乙烯瓶；铝箔＋药用复合硬片 | 丽珠 |
| | 注射剂 | 白色或类白色的疏松块状物或粉末 | 20mg/ 瓶 | 中性硼硅玻璃管制注射剂瓶 | 南京长澳 |
| | | 白色或类白色疏松块状物 | 20mg/ 瓶 | 中性硼硅玻璃管制注射剂瓶 | 山东罗欣 |
| | | 白色或类白色疏松冻干块状物或粉末 | 20mg/ 瓶 | 中性硼硅玻璃管制注射剂瓶 | 江苏奥赛康 |

续表

| 药品 | 剂型 | 性状 | 规格 | 包装 | 厂家 |
|---|---|---|---|---|---|
| 艾司奥美拉唑 | 片剂 | 薄膜衣片，除去包衣后显白色或类白色，内含多个肠溶微囊 | 20mg/ 片 | 双铝泡罩 | 阿斯利康 |
| | | | 40mg/ 片 | | |
| | 胶囊剂 | 肠溶胶囊，内容物未白色或类白色粉末 | 20mg/ 粒 | 铝塑泡罩 | 重庆莱美 |
| | | 白色至淡黄色无粘连微丸 | 20mg/ 粒 | 口服固体药用高密度聚乙烯瓶 | 石药欧意 |
| | | | 40mg/ 粒 | | |
| | 注射剂 | 白色或类白色的块状物或粉末 | 40mg/ 瓶 | 玻璃瓶、硬纸盒 | 阿斯利康 |
| | | 白色或类白色的块状物或粉末 | 20mg/ 瓶 | 中硼硅玻璃管制注射剂瓶，注射用冷冻干燥用氯化丁基橡胶塞 | 江苏奥赛康 |
| | | | 40mg/ 瓶 | | |
| | | 白色或类白色的块状物或粉末 | 40mg/ 瓶 | 中硼硅玻璃管制注射剂瓶，注射用冷冻干燥用覆聚乙烯－四氟乙烯膜卤化丁基橡胶塞 | 海南中玉 |

续表

| 药品 | 剂型 | 性状 | 规格 | 包装 | 厂家 |
|---|---|---|---|---|---|
| 艾普拉唑 | 片剂 | 肠溶片，除去包衣后显白色或类白色 | 5mg/ 片 | 双铝塑符合膜泡（盒）；固体药用聚丙烯瓶（瓶） | 丽珠 |
| | 注射剂 | 白色或类白色疏松块状物或粉末 | 10mg/ 瓶 | 中硼硅玻璃管制注射剂瓶，注射用冷冻干燥无菌粉末用覆聚四氟乙烯 / 乙烯共聚物膜氯化丁基橡胶塞 | 丽珠 |

表 2-3　钾离子竞争性酸阻滞剂药品生产厂家与规格

| 药品 | 剂型 | 性状 | 规格 | 包装 | 厂家 |
|---|---|---|---|---|---|
| 伏诺拉生 | 片剂 | 浅黄色薄膜衣片，除去包衣后显白色 | 10mg/ 片 | 铝塑泡罩 | Takeda Pharmaceutical Company |
| | | 浅红色薄膜衣片，除去包衣后显白色 | 20mg/ 片 | | |
| 替戈拉生 | 片剂 | 薄膜衣片，除去包衣后显白色 | 50mg/ 片 | 聚氯乙烯 / 聚偏二氯乙烯固体药用复合硬片，药用铝箔 | 山东罗欣 |
| 凯普拉生 | 片剂 | 薄膜衣片，除去包衣后显白色或类白色 | 10mg/ 片 | 铝塑泡罩包装（聚氯乙烯固体药用硬片、药品包装用铝箔） | 柯菲平盛辉 |

表 2-4 临床常用抗酸剂药品生产厂家与规格

| 药品 | 剂型 | 性状 | 规格 | 包装 | 厂家 |
|---|---|---|---|---|---|
| 氢氧化铝 | 片剂 | 白色片 | 氢氧化铝 0.245g/ 片 | 聚烯烃塑瓶包装 | 上海青平 |
| | | 白色片 | 氢氧化铝 0.245g/ 片 | 塑料瓶 | 丹东医创 |
| 铝碳酸镁 | 片剂 | 白色片 | 0.5g/ 片 | 铝塑包装 | 拜耳 |
| | | 白色片 | 0.25g/0.5g | 铝塑泡罩 | 重庆华森 |
| | 混悬液 | 白色混悬液，味微甜 | 200ml : 20g/ 瓶 | 高密度聚乙烯瓶 | 南宁百会 |
| 碳酸钙 | 片剂 | 白色片 | 碳酸钙 750mg/ 片 | 固体药用塑料瓶 | 珠海同源 |
| | 胶囊剂 | 白色颗粒或颗粒状粉末 | 0.25g/ 粒 | 铝塑复合膜 | 辽宁千里明 |
| | 颗粒剂 | 白色或淡黄色颗粒 | 5g : 50mg/ 包 | 塑料复合膜袋 | 天圣制药 |

表 2-5　临床常用胃黏膜保护剂药品生产厂家与规格

| 药品 | 剂型 | 性状 | 规格 | 包装 | 厂家 |
| --- | --- | --- | --- | --- | --- |
| 枸橼酸铋钾 | 片剂 | 薄膜衣片，除去包衣后显白色 | 0.3g/ 片 | 铝箔 + 聚氯乙烯固体药用硬片 | 丽珠 |
| | | 薄膜衣片，除去包衣后显白色 | 0.3g/ 片 | 铝塑 / 聚烯烃药用塑料瓶 | 湖南科益 |
| | 颗粒剂 | 白色至淡黄色颗粒 | 1g∶0.3g/ 袋 | 复合铝膜 | 丽珠 |
| | 胶囊剂 | 白色颗粒或粉末 | 0.3g/ 粒 | 铝箔 + 聚氯乙烯固体药用硬片 | 丽珠 |
| | | 白色颗粒或粉末 | 0.3g/ 粒 | 药用 PVC 硬片，药品包装 PTP 铝箔 | 辅仁 |
| 硫糖铝 | 片剂 | 白色片 | 0.25g/ 片 | 塑料瓶 | 江苏鹏鹞 |
| | | 白色片 | 0.25g/ 片 | 口服用药物高密度聚乙烯瓶包装；药用包装用铝箔、聚氯乙烯固体药用硬片包装 | 重庆科瑞 |

续表

| 药品 | 剂型 | 性状 | 规格 | 包装 | 厂家 |
|---|---|---|---|---|---|
| 硫糖铝 | 混悬凝胶 | 白色或类白色黏稠混悬液 | 5ml : 1g/ 袋 | 铝塑袋 | 昆明积大 |
| | 混悬液 | 白色或类白色乳状混悬液 | 120ml : 24g/ 瓶 | 药用聚酯瓶 | 华南药业 |
| | 颗粒剂 | 味甜 | 1g/ 袋 | 聚酯 / 铝 / 聚乙烯药品包装复合袋 | 常乐制药 |
| | 胶囊剂 | 白色颗粒 | 0.25g/ 粒 | 药用 pvc 片 | 吉林显锋 |
| 磷酸铝 | 凝胶剂 | 白色黏性混悬液，静置时上层有少许澄清液 | 16g/ 袋<br>磷酸铝 130mg/g | 铝箔袋 | 葡萄王生技 |
| | | 白色黏稠混悬液，静置可析出少量水分 | 20g : 2.5g/ 袋 | 铝塑袋 | 无锡华裕 |
| 替普瑞酮 | 胶囊剂 | 白色或微黄色颗粒和粉末 | 50mg/ 粒 | 铝塑 | 卫材 |

续表

| 药品 | 剂型 | 性状 | 规格 | 包装 | 厂家 |
|---|---|---|---|---|---|
| 吉法酯 | 片剂 | 橙色薄膜衣片，除去包衣后显类白色 | 50mg/ 片 | 铝塑泡罩片 | 大阪生晃荣养 |
| 瑞巴派特 | 片剂 | 白色薄膜包衣 | 0.1g/ 片 | 铝塑 | 浙江大冢 |
| | | 薄膜衣片，除去包衣后显类白色 | 0.1g/ 片 | 铝塑 | 浙江远力健 |
| | 胶囊剂 | 白色颗粒或粉末 | 0.1g/ 粒 | 铝塑 | 重庆圣华曦 |

注：以上表格选取部分厂家为代表，不涵盖药品的所有厂家

# 第三节 贮存环节风险管理

## 一、保存条件

消化性溃疡治疗药物品种、剂型以及生产厂家均较多，不同药品、剂型及不同厂家贮存条件参差不齐，若药品贮存不善，可能导致药品失效或疗效降低，药学专业人员应熟悉掌握每种药物的理化性质，仔细阅读说明书中标示的贮存条件，严格执行。详见表 2–6。

### 1. 光照

抑酸剂因性质不稳定，易受到光照的影响，如西咪替丁注射剂，拉呋替丁的口服剂，雷尼替丁、法莫替丁口服剂及注射剂均需要遮光保存。PPI 口服、注射剂大多也需要遮光保存。对于枸橼酸铋钾片剂、颗粒剂及胶囊剂，硫糖铝混悬剂，磷酸铝凝胶剂均建议遮光保存。

### 2. 温度

消化性溃疡治疗药物几乎不需要冷链运输，对温度的要求多为 10~30℃或不超过 20℃。医疗机构贮存药物时应每日记录温度。

### 3. 湿度

湿度对药品的质量影响很大。湿度太大药品易潮解、液化、变质或霉变，湿度太小容易使某些药品风化。特别对于包装质量欠佳的制剂，保证适宜的湿度非常重要，胃黏膜保护剂枸橼酸铋钾和硫糖铝均有颗粒剂，贮存时需特别注意。

## 二、有效期

有效期的风险管理主要针对药品过期失效的风险。$H_2$受体拮抗剂的有效期大多在18~36个月；质子泵抑制剂口服剂型原研药保质期为36个月，其他仿制药多为18~36个月不等，注射剂型保存期限大多为24~36个月；伏诺拉生、替戈拉生及凯普拉生保存有效期分别为36个月、24个月和18个月；抗酸剂及胃黏膜保护剂保存期限多为24~36个月。

根据《中华人民共和国药品管理法》《中华人民共和国药品管理法实施条例》以及《医疗机构药品监督管理办法》，建议药库和各药房在药品的领用、发放、调配时都必须按批号、效期先后顺序存放，坚持先进先出、先产先出、近期先出的原则，防止过期损失。各药房应定期核查有效期，对距其有效期6个月以内的为近效期药品，可在其货位上设置近效期标志，若预估不能在3个月内用完的药品，应及时联系其他部门调拨使用。发放近效期药品时应向患者说明药物效期情况，超过有效期的药品不得擅自处理，按照医院规章制度合理处置。

表 2-6　消化性溃疡药物的保存条件与有效期*

| 药品 | 剂型 | 温度 | 光照 | 环境 | 有效期 | 厂家 |
|---|---|---|---|---|---|---|
| $H_2$ 受体拮抗剂 | | | | | | |
| 西咪替丁 | 片剂 | – | – | 密封 | 36 个月 | 天津力生 |
| | | – | – | 密封 | 18 个月 | 天方药业 |
| | 胶囊剂 | – | – | 密封 | 24 个月 | 成都天台山 |
| | | – | – | 密封 | 24 个月 | 广东恒健 |
| | 注射剂 | – | – | 密闭 | 24 个月 | 山东方明 |
| | | – | 遮光 | 密闭 | 24 个月 | 容生制药 |
| 雷尼替丁 | 片剂 | – | 遮光 | 密封、干燥 | 24 个月 | 瑞阳制药 |
| | 胶囊剂 | – | 遮光 | 密封、干燥 | 24 个月 | 广东恒健 |
| | | – | 遮光 | 密封、干燥 | 24 个月 | 辅仁药业 |

续表

| 药品 | 剂型 | 温度 | 光照 | 环境 | 有效期 | 厂家 |
|---|---|---|---|---|---|---|
| 雷尼替丁 | 注射剂 | – | 遮光 | 密闭 | 24 个月 | 成都天台山 |
| | | – | 遮光 | 密闭 | 24 个月 | 容生制药 |
| | | – | 遮光 | 密闭 | 24 个月 | 哈森（商丘）药业 |
| 法莫替丁 | 片剂 | – | 遮光 | 密封 | 24 个月 | 上海世康 |
| | | – | 遮光 | 密封 | 36 个月 | 上海上药信谊 |
| | | – | 遮光 | 密封 | 24 个月 | 湖南迪诺 |
| | 胶囊剂 | – | 遮光 | 密封 | 24 个月 | 湖北舒邦 |
| | 注射剂 | 冷处 | 遮光 | 密闭 | 24 个月 | 华润双鹤 |
| | | 冷处 2~10℃ | 遮光 | 密闭 | 18 个月 | 上海信谊金朱 |
| | | 不超过 20℃ | 遮光 | 密闭、阴凉 | 18 个月 | 容生制药 |

续表

| 药品 | 剂型 | 温度 | 光照 | 环境 | 有效期 | 厂家 |
|---|---|---|---|---|---|---|
| 尼扎替丁 | 片剂 | – | – | 密闭、干燥 | 24 个月 | 威特（湖南） |
| | 胶囊剂 | – | – | 阴凉 | 12 个月 | 天津君安 |
| 罗沙替丁 | 注射剂 | 不超过 25℃ | – | 密闭 | 24 个月 | 北京四环 |
| | | 不超过 25℃ | – | 密闭 | 24 个月 | 哈药集团 |
| 拉呋替丁 | 片剂 | 不超过 20℃ | 遮光 | 密封、阴凉 | 36 个月 | 湖北舒邦 |
| | 胶囊剂 | 不超过 25℃ | 遮光 | 密封 | 24 个月 | 悦康药业 |
| | | – | 遮光 | 密闭 | 18 个月 | 江苏苏中 |

续表

| 药品 | 剂型 | 温度 | 光照 | 环境 | 有效期 | 厂家 |
|---|---|---|---|---|---|---|
| 质子泵抑制剂 | | | | | | |
| 奥美拉唑 | 片剂 | 25℃以下 | – | 密封 | 36 个月 | 阿斯利康 |
| | | 不超过 20℃ | 遮光 | 密封、阴凉、干燥 | 18 个月 | 湖南方盛 |
| | 胶囊剂 | – | 遮光 | 密封、干燥 | 24 个月 | 海南海灵 |
| | | – | 遮光 | 密封、干燥 | 24 个月 | 浙江亚太 |
| | | – | 遮光 | 密封、干燥 | 24 个月 | 湖南迪诺 |
| | 注射剂 | 不超过 20℃ | 避光 | 密闭、凉暗 | 24 个月 | 阿斯利康 |
| | | 不超过 25℃ | 避光 | 密封 | 18 个月 | 江苏吴中 |
| | | 不超过 20℃ | 遮光 | 密闭、凉暗 | 24 个月 | 海南双鹤 |
| | | 不超过 20℃ | 遮光 | 密闭、阴凉、干燥 | 24 个月 | 湖北朗天 |

续表

| 药品 | 剂型 | 温度 | 光照 | 环境 | 有效期 | 厂家 |
|---|---|---|---|---|---|---|
| 兰索拉唑 | 片剂 | 不超过20℃ | 遮光 | 密封、阴凉、干燥 | 18个月 | 华润双鹤 |
| | | 不超过20℃ | 遮光 | 密封、阴凉、干燥 | 24个月 | 湖北潜龙 |
| | | 不超过20℃ | 避光 | 密封、阴凉、干燥 | 24个月 | 山东罗欣 |
| | 胶囊剂 | – | – | 密封、干燥 | 36个月 | 天津武田 |
| | | – | – | 密封、干燥 | 24个月 | 湖北潜龙 |
| | | 25℃以下 | – | 密封、干燥 | 12个月 | 葵花药业 |
| | 注射剂 | 不超过30℃ | 遮光 | 密闭 | 24个月 | 上药新亚 |
| | | 不超过30℃ | 遮光 | 密闭 | 24个月 | 江苏奥赛康 |
| | | 不超过25℃ | 遮光 | 密闭 | 18个月 | 辰欣药业 |

续表

| 药品 | 剂型 | 温度 | 光照 | 环境 | 有效期 | 厂家 |
|---|---|---|---|---|---|---|
| 泮托拉唑 | 片剂 | 30℃以下 | – | – | 36个月 | TakedaGmbH |
| | | 不超过20℃ | 遮光 | 密封、凉暗 | 24个月 | 山东罗欣 |
| | | 不超过20℃ | 避光 | 密封、凉暗 | 36个月 | 辽宁诺维诺 |
| | | 不超过30℃ | – | – | 24个月 | 杭州康恩贝 |
| | 胶囊剂 | 不超过20℃ | 遮光 | 密封、阴凉 | 24个月 | 双鹤药业 |
| | | – | 遮光 | 密封、阴凉 | 24个月 | 杭州中美华东 |
| | 注射剂 | 25℃以下 | 避光 | – | 24个月 | TakedaGmbH |
| | | 不超过25℃ | 避光 | – | 18个月 | 山东绿叶 |
| | | 不超过25℃ | 避光 | – | 24个月 | 江苏奥赛康 |

续表

| 药品 | 剂型 | 温度 | 光照 | 环境 | 有效期 | 厂家 |
|---|---|---|---|---|---|---|
| 雷贝拉唑 | 片剂 | 不超过 25℃ | 遮光 | 密闭 | 36 个月 | 卫材 |
| | | 不超过 20℃ | – | 密封、阴凉、干燥 | 24 个月 | 江苏豪森 |
| | | 不超过 20℃ | – | 密封、阴凉、干燥 | 24 个月 | 成都迪康 |
| | 胶囊剂 | 不超过 20℃ | – | 密封、阴凉、干燥 | 24 个月 | 丽珠 |
| | | 不超过 20℃ | – | 密封、阴凉、干燥 | 24 个月 | 珠海润都 |
| | 注射剂 | 不超过 20℃ | 遮光 | 密闭、阴凉、干燥 | 24 个月 | 江苏奥赛康 |
| | | 不超过 25℃ | 遮光 | 密闭、干燥 | 24 个月 | 山东罗欣 |
| | | 不超过 20℃ | – | 密闭、阴凉、干燥 | 24 个月 | 南京长澳 |
| 艾司奥美拉唑 | 片剂 | – | – | 密封 | 36 个月 | 阿斯利康 |
| | 胶囊剂 | 25℃以下 | – | 密闭 | 24 个月 | 石药欧意 |
| | | 2~10℃ | 遮光 | 密闭，冷处 | 18 个月 | 重庆莱美 |

续表

| 药品 | 剂型 | 温度 | 光照 | 环境 | 有效期 | 厂家 |
|---|---|---|---|---|---|---|
| 艾司奥美拉唑 | 注射剂 | – | 遮光 | 密闭 | 24 个月 | 阿斯利康 |
| | | 30℃以下 | 遮光 | 密闭 | 24 个月 | 江苏奥赛康 |
| | | 30℃以下 | 遮光 | 密闭 | 18 个月 | 海南中玉 |
| 艾普拉唑 | 片剂 | 不超过 20℃ | 遮光 | 密封、阴凉 | 36 个月 | 丽珠 |
| | 注射剂 | 25℃以下 | 遮光 | 密闭 | 24 个月 | 丽珠 |
| 钾离子竞争性酸阻滞剂 | | | | | | |
| 伏诺拉生 | 片剂 | 30℃以下 | – | 密闭 | 36 个月 | TakedaPharmaceuticalCompany |
| 替戈拉生 | 片剂 | 不超过 30℃ | – | 密闭 | 24 个月 | 山东罗欣 |
| 凯普拉生 | 片剂 | 不超过 30℃ | 遮光 | 密封 | 18 个月 | 柯菲平盛辉 |

续表

| 药品 | 剂型 | 温度 | 光照 | 环境 | 有效期 | 厂家 |
|---|---|---|---|---|---|---|
| 抗酸剂 | | | | | | |
| 氢氧化铝 | 片剂 | – | – | 密封、干燥 | 36 个月 | 上海青平 |
| | | – | – | 密封、干燥 | 36 个月 | 丹东医创 |
| 铝碳酸镁 | 片剂 | – | – | 密封 | 60 个月 | 拜耳 |
| | | – | – | 密封 | 48 个月 | 重庆华森 |
| | 混悬剂 | 不超过 20℃ | – | 密闭、阴凉 | 36 个月 | 南宁百会 |
| 碳酸钙 | 片剂 | 10~30℃ | – | 密封、干燥 | 24 个月 | 珠海同源 |
| | 胶囊剂 | – | – | 遮闭 | 24 个月 | 辽宁千里明 |
| | 混悬剂颗粒剂 | – | – | 密封、干燥 | 36 个月 | 天圣制药 |

续表

| 药品 | 剂型 | 温度 | 光照 | 环境 | 有效期 | 厂家 |
|---|---|---|---|---|---|---|
| 胃黏膜保护剂 | | | | | | |
| 枸橼酸铋钾 | 片剂 | 不超过 20℃ | 避光 | 密封、阴凉 | 36 个月 | 丽珠 |
| | | 不超过 20℃ | 遮光 | 密封、阴凉 | 24 个月 | 湖南科益 |
| | 颗粒剂 | 10~30℃ | 遮光 | 密封、干燥 | 36 个月 | 丽珠 |
| | 胶囊剂 | 10~30℃ | 遮光 | 密封、干燥 | 36 个月 | 丽珠 |
| | | – | 遮光 | 密封、干燥 | 24 个月 | 辅仁药业 |
| 硫糖铝 | 片剂 | – | – | 密封 | 24 个月 | 江苏鹏鹞 |
| | | – | – | 密封、干燥 | 24 个月 | 重庆科瑞 |
| | 混悬凝胶剂 | – | – | 密封、阴凉 | 36 个月 | 昆明积大 |
| | 混悬剂 | 不超过 20℃ | 遮光 | 密封、阴凉、干燥 | 24 个月 | 广东华南 |
| | 颗粒剂 | – | – | 密封、干燥 | 36 个月 | 新乡常乐 |
| | 胶囊剂 | – | – | 密封 | 36 个月 | 吉林显锋 |

续表

| 药品 | 剂型 | 温度 | 光照 | 环境 | 有效期 | 厂家 |
|---|---|---|---|---|---|---|
| 磷酸铝 | 凝胶剂 | 室温 | – | 阴凉 | 36 个月 | 葡萄王生技 |
| | | 室温 | 避光 | – | 36 个月 | 无锡华裕 |
| 替普瑞酮 | 胶囊剂 | 不超过 25℃ | – | 密闭 | 36 个月 | 卫材 |
| 吉法酯 | 片剂 | – | – | 室温、干燥 | 32 个月 | 大阪生晃荣养 |
| 瑞巴派特 | 片剂 | – | – | 密封 | 36 个月 | 浙江大冢 |
| | | – | – | 密封 | 24 个月 | 浙江远力健 |
| | 胶囊剂 | – | – | 密封 | 24 个月 | 重庆圣华曦 |

注：* 表格信息均参考对应厂家说明书，收录时间截止 2022 年 12 月，若厂商后期修订说明书，以最新版说明书为准

## 三、临床科室备用药品贮存管理

医院备用药品是根据临床科室的实际需求，贮存于临床科室供抢救或急用的必备药品，可以为救治患者赢得宝贵时间。医院备用药品质量管理为药品使用终端环节，可直接影响患者用药安全，临床科室在病区药品贮存环节存在的风险及应对措施详见表2-7。

表2-7　临床科室备用药品贮存管理风险点及管控措施

| 风险点 | 风险点描述 | 管控措施 |
| --- | --- | --- |
| 管理方面 | 病区贮存药品无相应管理制度 | 建立健全病区药品贮存与管理制度，包括明确人员分工，确定药品基数，病区药品贮存申请流程等 |
| 贮存方面 | 药品贮存不当，导致药效下降或失效 | 病区贮存药品须在说明书规定的温度，湿度，光线（避光、遮光、密闭），通风，防潮，防火，防虫，防鼠等条件下贮存。药品存放区域温度、湿度必须达标，并每日记录。对光线有特殊要求的药品，应妥善存放 |
|  | 同一包装盒内不同批号、不同规格的同一种药品存在混装现象，效期管理混乱 | 定期检查药品有效期，按照先进先出、近期先出原则使用药品，对于有效期在6个月内的药品必须粘贴近效期标识或者拿到药房进行调换 |

续表

| 风险点 | 风险点描述 | 管控措施 |
| --- | --- | --- |
| 药品方面 | 听似、看似和一品多规药品容易发生混淆。如奥美拉唑与艾司奥美拉唑 | 易混淆药品建议分开摆放，可在药品前摆放设置标示，便于区分 |
| | 药品与非药品，口服药与外用药、注射剂等未分类摆放 | 药品必须有独立的存放区域，药品存放区域应保持整洁并应配备完善的安全设施，如专柜加锁、监控设施等。药品和非药品分开摆放，口服药、注射剂和外用药、消毒剂、防腐剂分区存放 |
| 人员方面 | 因病区无药学专业人员，常常以护士代为保管，保管人员对病区贮存药品缺乏风险防范意识，对药品理化性质了解较少 | 定期对病区参与药品管理的护士进行培训，提高病区护士对病区贮存药品的风险防范意识。设置专人管理病区贮存药品 |

# 3 第三章

# 临床使用风险管理

# 第一节 处方环节

## 一、适应证

### 1. $H_2$ 受体拮抗剂

不同 $H_2$ 受体拮抗剂用于治疗各种酸相关性胃肠道疾病的适应证有所差异，我国常用的 $H_2$ 受体拮抗剂药品适应证见表 3–1、表 3–2（罗沙替丁、尼扎替丁、拉呋替丁国内临床使用极少，此处不罗列）。由于生产厂家繁多，部分仿制药的适应证较原研制剂少，使用之前需要再次核对说明书。

表 3-1 $H_2$ 受体拮抗剂口服剂的适应证差异

| 适应证 | 西咪替丁 | 雷尼替丁 | 法莫替丁 |
| --- | --- | --- | --- |
| 十二指肠溃疡 | + | + | + |
| 胃溃疡 | + | + | + |
| 反流性食管炎 | + | + | + |
| 应激性溃疡 | + | – | – |
| 卓 – 艾综合征 | + | + | + |
| 急性胃黏膜病变 | – | – | + |
| 其他高胃酸分泌疾病 | – | + | – |

表 3-2　$H_2$ 受体拮抗剂注射剂的适应证差异

| 适应证 | 西咪替丁 | 雷尼替丁 | 法莫替丁 |
| --- | --- | --- | --- |
| 十二指肠溃疡 | + | – | – |
| 胃溃疡 | + | – | – |
| 十二指肠溃疡短期治疗后复发 | + | – | – |
| 持久性胃食管反流性疾病 | + | – | – |
| 预防应激性溃疡及出血 | + | – | + |
| 预防吸入性肺炎 | | | + |
| 卓 – 艾综合征 | + | – | + |
| 急性胃黏膜病变 | – | + | – |
| 应激性溃疡 | – | + | – |
| 急性上消化道出血 | – | + | + |

## 2. 质子泵抑制剂

不同质子泵抑制剂用于治疗各种酸相关性胃肠道疾病的适应证有所差异，见表 3–3、表 3–4。

表 3-3　不同质子泵抑制剂口服剂的适应证

| 适应证 | 奥美拉唑 | 兰索拉唑 | 泮托拉唑 | 雷贝拉唑 | 艾司奥美拉唑 | 艾普拉唑 |
| --- | --- | --- | --- | --- | --- | --- |
| GERD | + | + | + | + | + | + |
| 消化性溃疡 | + | + | + | + | – | + |
| NSAIDs 相关性溃疡 | +* | – | – | – | + | – |

续表

| 适应证 | 奥美拉唑 | 兰索拉唑 | 泮托拉唑 | 雷贝拉唑 | 艾司奥美拉唑 | 艾普拉唑 |
|---|---|---|---|---|---|---|
| 卓 – 艾综合征 | + | + | – | + | – | – |
| *H.pylori* 感染根除 ** | + | + | + | + | + | + |

注：GERD 胃食管反流病；NSAIDs 非甾体抗炎药；* 包括预防 NSAIDs 相关性溃疡；参考信息来自原研药的药品说明书，** 参考《2022 中国幽门螺杆菌感染治疗指南》

表 3–4　不同质子泵抑制剂注射剂的适应证

| 适应证 | 奥美拉唑 | 兰索拉唑 | 泮托拉唑 | 雷贝拉唑 | 艾司奥美拉唑 | 艾普拉唑 |
|---|---|---|---|---|---|---|
| GERD | + | – | + | – | + | – |
| 消化性溃疡 | + | + | + | – | – | + |
| NSAIDs 相关性溃疡 | + | – | – | – | – | – |
| 卓 – 艾综合征 | + | – | – | – | – | – |
| 上消化道出血 | + | + | + | + | + | + |
| 预防应激性黏膜损伤 | + | – | – | – | + | – |

### 3. 钾离子竞争性酸阻滞剂

目前我国已上市的 3 种钾离子竞争性酸阻滞剂的适应证见表 3–5。

表 3–5　不同钾离子竞争性酸阻滞剂的适应证

| 适应证 | 伏诺拉生* | 替戈拉生 | 凯普拉生 |
|---|---|---|---|
| 反流性食管炎 | + | + | + |
| 十二指肠溃疡 | – | – | + |

注 * 伏诺拉生在日本已获批适应证：反流性食管炎、胃溃疡、十二指肠溃疡、在使用低剂量阿司匹林或非甾体抗炎药治疗期间预防胃溃疡或十二指肠溃疡的复发和幽门螺杆菌的根除

### 4. 抗酸剂

不同抗酸剂用于治疗酸相关疾病的适应证见表 3–6。

表 3–6　不同抗酸剂的适应证

| 适应证 | 氢氧化铝 | 铝碳酸镁 | 碳酸钙 |
|---|---|---|---|
| 缓解胃酸过多引起的胃部不适症状 | + | + | + |
| 慢性胃炎 | + | + | – |
| 急性胃炎 | – | + | – |
| 反流性食管炎 | – | + | – |
| 胃、十二指肠溃疡 | – | + | – |
| 预防非甾体药物引起的胃黏膜损伤 | – | + | – |

### 5. 胃黏膜保护剂

临床常用的 6 种胃黏膜保护剂的适应证见表 3–7。

表 3-7　不同胃黏膜保护剂的适应证

| 适应证 | 枸橼酸铋钾 | 硫糖铝 | 磷酸铝 | 替普瑞酮 | 吉法酯 | 瑞巴派特 |
|---|---|---|---|---|---|---|
| 胃、十二指肠溃疡 | + | + | + | + | + | + |
| 慢性胃炎 | + | + | + | + | - | + |
| 急性胃炎 | - | - | - | + | - | + |
| 幽门螺杆菌感染 | + | - | - | - | - | - |
| 缓解胃酸过多引起的胃部不适症状 | + | + | + | - | - | - |
| 反流性食管炎 | - | - | + | - | - | - |
| 胃黏膜病变 | - | - | + | + | - | + |

## 二、其他风险（辅料）

药品临床应用的风险除主要活性药物相关的风险外，还应考虑所含辅料在治疗中的影响。部分消化性溃疡治疗用药的药品说明书对辅料信息标注不全，其中或许包含会有引起严重不良反应或过敏反应的辅料。此外，不同厂商之间对于辅料的选择也不尽相同，可能存在较大的潜在风险。消化性溃疡治疗用药的成分与辅料见表 3-8。

表 3-8　消化性溃疡治疗用药的成分与辅料*

| 活性成分 | 剂型 | 辅料 | 厂家（部分） |
|---|---|---|---|
| $H_2$ 受体拮抗剂 | | | |
| 西咪替丁 | 片剂 | 预胶化淀粉、羧甲基淀粉钠、淀粉、硬脂酸镁、亮蓝 | 河南天方 |
| | | 淀粉、糊精、羟丙纤维素、硬脂酸镁、羧甲基淀粉钠 | 湖南洞庭 |
| | | 淀粉、硬脂酸镁 | 山东仁和堂 |
| | | 淀粉、糊精、硬脂酸镁 | 广白云山 |
| | | 淀粉、羟丙基纤维素、硬脂酸镁、靛蓝 | 常州康普 |
| | 胶囊剂 | 淀粉 | 浙江维康 |
| | | 淀粉、滑石粉 | 重庆华森 |
| | | 滑石粉、二氧化硅 | 四川珠峰 |
| | | 淀粉、羧丙甲纤维素、羧甲基淀粉钠、硬脂酸镁 | 佛山手心 |
| | | 淀粉、硬脂酸镁 | 广东一力 |

续表

| 活性成分 | 剂型 | 辅料 | 厂家（部分） |
|---|---|---|---|
| 西咪替丁 | 注射剂 | 盐酸、注射用水 | 天津史克 |
| | | 10% 稀盐酸 | 山东鲁抗 |
| | | 亚硫酸氢钠、依地酸二钠 | 福建古田 |
| 雷尼替丁 | 片剂 | 淀粉、滑石粉、蔗糖、胭脂红 | 浙江万邦德 |
| | | 微晶纤维素、硬脂酸镁、胃溶型薄膜包衣预混剂 | 山东瑞阳 |
| | | 糊精、乙醇、硬脂酸镁 | 苏州弘森 |
| | | 淀粉、糊精、硫酸钙、羧甲基淀粉钠、硬脂酸镁 | 江苏大洋 |
| | | 蔗糖、淀粉、糊精、淀粉钠、硬脂酸镁、明胶、川蜡 | 北京太洋 |
| | 胶囊剂 | 淀粉、滑石粉、硬脂酸镁 | 吉林玉仁 |
| | | 淀粉 | 浙江安贝特 |

续表

| 活性成分 | 剂型 | 辅料 | 厂家（部分） |
|---|---|---|---|
| 雷尼替丁 | 胶囊剂 | 预胶化淀粉、硬脂酸镁 | 宜昌人福 |
| | | 淀粉、微晶纤维素、乳糖 | 广东逸舒 |
| | | 淀粉、滑石粉、乙醇 | 北大医药 |
| | | 淀粉、硬脂酸镁、羟丙甲纤维素 | 上海云峰 |
| | | 磷酸氢钙、滑石粉、二氧化硅、硬脂酸镁 | 上海衡山 |
| | 注射剂 | 磷酸氢二钠、磷酸二氢钾、注射用水 | 国药集团 |
| | | 无水枸橼酸、磷酸氢二钠 | 安徽长江 |
| | | 盐酸半胱氨酸、5% 氢氧化钠、注射用水 | 上海禾丰 |
| 法莫替丁 | 片剂 | 淀粉、糊精、蔗糖、羧甲基淀粉钠、硬脂酸镁、微晶纤维素、十二烷基硫酸钠 | 上海世康特 |

续表

| 活性成分 | 剂型 | 辅料 | 厂家（部分） |
| --- | --- | --- | --- |
| 法莫替丁 | 片剂 | 淀粉、预胶化淀粉、磷酸氢钙、羧甲基淀粉钠、麦芽糖糊精、微晶纤维素、硬脂酸镁 | 广州白云山 |
| | | 糊精、淀粉、蔗糖、羟丙纤维素、硬脂酸镁 | 浙江康乐 |
| | | 乳糖、羟丙纤维素、羧甲基淀粉钠、淀粉、硬脂酸镁 | 湖南迪诺 |
| | | 乳糖、低取代羟丙基纤维素、淀粉浆、干淀粉、硬脂酸镁 | 江苏恒瑞 |
| | 胶囊剂 | 蔗糖、淀粉、微粉硅胶 | 修正药业 |
| | | 磷酸氢钙、微晶纤维素、硬脂酸镁、羧甲基淀粉钠 | 上海信谊万象 |
| | | 干淀粉、羧甲基淀粉钠、预胶化淀粉、硬脂酸镁 | 国药集团 |
| | | 预胶化淀粉、微晶纤维素、羧甲基淀粉钠、硬脂酸镁、聚维酮 K30 | 宜昌东阳光长江 |
| | 注射剂 | 门冬氨酸、氯化钠 | 浙江永宁 |
| | | 门冬氨酸、依地酸二钠、注射用水 | 上海信谊金朱 |
| | | 甘露醇、门冬氨酸、苯甲醇 | 北京四环 |
| | | 焦亚硫酸钠、依地酸二钠、盐酸、丙二醇、乳酸 | 华润双鹤 |

续表

| 活性成分 | 剂型 | 辅料 | 厂家（部分） |
|---|---|---|---|
| 质子泵抑制剂 | | | |
| 奥美拉唑 | 片剂 | 氧化铁红、氧化铁黄、单硬脂酸甘油酯 40–55、羟丙基纤维素、羟丙基甲基纤维素、硬脂酸镁、甲基丙烯酸及丙烯酸乙酯共聚物（1：1）、30%分散剂、微晶纤维素、人工石蜡、聚乙二醇、聚山梨酯 80、交联聚维酮、氢氧化钠、十八烷基富马酸钠、糖球、滑石粉、二氧化钛、柠檬酸三乙酯 | 阿斯利康 |
| | 注射剂 | 依地酸二钠、氢氧化钠、注射用水 | 阿斯利康 |
| | | 依地酸钙钠、氢氧化钠 | 海南倍特 |
| | | 甘露醇、注射用水 | 山东罗欣 |
| | | 甘露醇、依地酸二钠 | 双鹤药业 |
| | | 依地酸二钠 | 重庆华森 |
| | | 依地酸钙钠 | 陕西博森 |

续表

| 活性成分 | 剂型 | 辅料 | 厂家（部分） |
| --- | --- | --- | --- |
| 兰索拉唑 | 注射剂 | 氢氧化钠、依地酸二钠、甘露醇 | 辰欣药业 |
| | | 甘露醇、氢氧化钠 | 双鹤药业 |
| | | 葡甲胺、甘露醇、氢氧化钠 | 上药新亚 |
| | | 甘露醇 | 南京海辰 |
| 泮托拉唑 | 注射剂 | 依地酸二钠、氢氧化钠 | 天津武田 |
| | | 甘露醇、注射用水 | 山东罗欣 |
| | | 甘露醇、依地酸二钠 | 容生制药 |
| 雷贝拉唑 | 注射剂 | 甘露醇、依地酸二钠、氢氧化钠 | 卫材 |
| 艾司奥美拉唑 | 片剂 | 单硬脂酸甘油酯 40–55、羟丙纤维素、羟丙甲纤维素、氧化铁（红棕色 / 黄色）（E172）、硬脂酸镁、甲基丙烯酸及丙烯酸乙酯共聚物（1∶1）、30% 分散剂、微晶纤维素、人工石蜡、聚乙二醇、聚山梨酯 80、交联聚维酮、硬脂酰富马酸钠、糖球（蔗糖和黄色淀粉）、滑石粉、二氧化钛（E171）、枸橼酸三乙酯 | 阿斯利康 |

续表

| 活性成分 | 剂型 | 辅料 | 厂家（部分） |
|---|---|---|---|
| 艾司奥美拉唑 | 注射剂 | 依地酸二钠、氢氧化钠 | 阿斯利康 |
| | | 依地酸钙钠、氢氧化钠 | 朗天药业 |
| 钾离子竞争性酸阻滞剂 | | | |
| 凯普拉生 | 片剂 | 甘露醇、微晶纤维素、交联聚维酮、羟丙纤维素（口服）、硬脂酸镁、薄膜包衣预混剂（胃溶型） | 柯菲平盛辉 |
| 抗酸剂 | | | |
| 氢氧化铝 | 片剂 | 淀粉、糖精、薄荷脑、滑石粉、硬脂酸镁 | 北京双鹤 |
| | | 淀粉、糊精、滑石粉、硬脂酸镁、乙醇 | 广东南国 |
| | | 淀粉、预胶化淀粉、羧甲基淀粉钠、滑石粉、硬脂酸镁、薄荷油 | 浙江康乐 |
| 铝碳酸镁 | 片剂 | 乳糖、低取代羟丙基纤维素、聚维酮 K30、羧甲基淀粉钠、微粉硅胶 | 杭州益品新五丰 |
| | | 羧甲基淀粉钠、交联聚维酮、聚乙二醇 | 广西南宁百会 |

续表

| 活性成分 | 剂型 | 辅料 | 厂家（部分） |
| --- | --- | --- | --- |
| 碳酸钙 | 片剂 | 蔗糖、马铃薯淀粉、预胶化玉米淀粉、硬脂酸镁、滑石粉、轻质液状石蜡、薄荷香精、柠檬香精 | 拜耳 |
| | | 白砂糖、桃胶、玉米淀粉、硬脂酸镁 | 吉林万通 |
| | | 淀粉、羟丙甲纤维素、羧甲基淀粉钠、蛋白糖、聚山梨酯80、硬脂酸镁、二氧化硅、邻苯二甲酸二乙酯、聚乙二醇6000、蓖麻油 | 珠海同源 |
| 胃黏膜保护剂 | | | |
| 枸橼酸铋钾 | 片剂 | 淀粉、羧甲基纤维素钠、硬脂酸镁 | 丽珠 |
| | | 淀粉、微晶纤维素、硬脂酸镁、乙醇 | 华北制药 |
| | 胶囊剂 | 淀粉、甘露醇、羧甲基纤维素钠、硬脂酸镁 | 丽珠 |
| | | 玉米淀粉、滑石粉 | 华润三九众益 |
| | | 淀粉、羧甲基淀粉钠、羟丙甲纤维素、滑石粉 | 华纳大药厂 |

续表

| 活性成分 | 剂型 | 辅料 | 厂家（部分） |
|---|---|---|---|
| 硫糖铝 | 片剂 | 淀粉、糊精、10% 淀粉浆、乙醇、滑石粉、硬脂酸镁 | 江苏长江 |
| | | 玉米淀粉、羧甲基淀粉钠、预胶化淀粉、硬脂酸镁 | 四川科伦 |
| | 胶囊剂 | 淀粉、硬脂酸镁 | 吉林显锋 |

注：* 说明书中辅料缺失药品未纳入本表

# 第二节　用法用量

本节从两个维度讨论用法用量，一是从药品说明书推荐的维度，二是从疾病治疗管理的维度，例如，从幽门螺杆菌根除、急性非静脉曲张性上消化道出血、肿瘤化疗后的上消化道疾病、治疗方案与疾病诊断相关风险等疾病维度开展论述。

## 一、各类药物推荐用药剂量

### （一）$H_2$ 受体拮抗剂

#### 1. 口服剂型使用方法（表 3-9）

表 3-9 $H_2$ 受体拮抗剂口服剂型使用方法

| 药品名称 | 剂型 | 适应证 | 用法用量 | 备注 |
|---|---|---|---|---|
| 西咪替丁 | 片剂 | 胃、十二指肠溃疡 | 一次 80mg，睡前一次服；或一次 20~40mg，一日 2~4 次，餐后及睡前服用 | 肾功能不全患者用量减为一次 40mg，12 小时 1 次 |
| | | 溃疡的维持治疗 | 一次 40mg，睡前服用 | |
| | | 卓 - 艾综合征 | 一次 40mg，一日 4 次，餐后及睡前服用 | |
| | 胶囊剂 | 十二指肠溃疡或病理性高分泌状态 | 一次 20~40mg，一日 4 次，餐后及睡前服用；或一次 80mg，睡前 1 次 | 肾功能不全患者用量减为一次 20mg，12 小时 1 次；老年患者用量酌减 |
| | | 预防溃疡复发 | 一次 40mg，睡前服用 | |
| 雷尼替丁 | 片剂<br>胶囊剂 | 胃、十二指肠溃疡 | 一次 150mg，一日 2 次；或一次 300mg，睡前 1 次 | 严重肾病患者，剂量应减少，一次 75mg，一日 2 次 |
| | | 反流性食管炎 | | |
| | | 维持治疗 | 一次 150mg，每晚 1 次 | |
| | | 卓 - 艾综合征 | 一日 600~1200mg | |

续表

| 药品名称 | 剂型 | 适应证 | 用法用量 | 备注 |
| --- | --- | --- | --- | --- |
| 法莫替丁 | 片剂 | 胃、十二指肠溃疡 | 一次 20mg，一日 2 次，早、晚餐后或睡前服用，疗程 4~6 周 | 肾功能不全者减少剂量 |
| | | 急性胃黏膜病变 | | |
| | | 反流性食管炎 | | |
| | | 胃泌素瘤 | | |
| | | 溃疡的维持治疗 | 减半 | |
| | 胶囊剂 | 缓解胃酸过多所致的胃痛、胃灼热感（烧心）、反酸 | 一次 20mg，一日 2 次 | 24 小时内不超过 40mg |

## 2. 注射剂型使用方法（表 3-10）

表 3-10　$H_2$ 受体拮抗剂注射剂使用方法

| 药品名称 | 给药途径 | 溶媒选择 | 用法用量 | 注意事项 |
| --- | --- | --- | --- | --- |
| 西咪替丁 | 静脉间隔滴注 | 200mg 稀释 100ml 5% 葡萄糖注射 | 滴注 15~20 分钟，每 4~6 小时重复一次 | 对于一些患者如有必要增加剂量，需增加给药次数，但应以每日不超过 2g 为准 |
| | 静脉连续滴注 | | 24 小时内不应超过 75mg/h | |
| | 静脉注射 | 200mg 西咪替丁注射液应用 0.9% 氯化钠溶液稀释至 20ml | 缓慢注射，注射时间不应短于 5 分钟，200mg 剂量可间隔 3~6 小时重复使用 | 对于心血管疾病患者应避免使用这种给药方法 |
| | 肌内注射 | | 200mg，在 4~6 小时后可重复给药 | |
| 雷尼替丁 | 静脉滴注 | | 一次 100mg，一日 2 次 | 宜缓慢静脉滴注 |

续表

| 药品名称 | 给药途径 | 溶媒选择 | 用法用量 | 注意事项 |
|---|---|---|---|---|
| 法莫替丁 | 静脉注射 | 20mg 用 0.9% 氯化钠溶液或葡萄糖注射液 20ml 进行溶解 | 一日 2 次（每 12 小时）缓慢地进行 | 按年龄、症状的不同适当增减剂量，增减剂量时请在医生指导下进行 |
| | 静脉滴注 | 20mg 用 0.9% 氯化钠溶液或葡萄糖注射液 20ml 进行溶解，与输液混合进行 | | |
| | 肌内注射 | 20mg 用注射用水 1~1.5ml 溶解 | 一日 2 次 | |

## （二）质子泵抑制剂

### 1. 口服常释剂型使用方法

质子泵抑制剂应在早餐前30~60分钟服用，推荐起始使用质子泵抑制剂的标准剂量见表3–11。使用质子泵抑制剂超过6个月的患者，应逐渐减量至停药。对于接受标准剂量或较大剂量质子泵抑制剂的患者，每周减少50%的剂量；对于接受一日2次方案的患者，初次减量时可改为早餐前给药1次直到减至该药的最低剂量；使用最低剂量治疗1周后，即可停药。各种PPI在不同疾病中的用法用量见表3–12至表3–17。

表3–11　PPIs标准剂量与维持剂量（mg）

| 药物名称 | 口服 | | 注射 |
|---|---|---|---|
| | 标准剂量/d | 低维持剂量/d | 标准剂量/d |
| 奥美拉唑+ | 20 | 10 | 40 |
| 兰索拉唑* | 30 | 15 | 30 |
| 泮托拉唑 | 40 | 20 | 40 |
| 雷贝拉唑# | 20 | 10 | 20 |
| 艾司奥美拉唑+ | 20[a]或40[b] | 20 | 40 |
| 艾普拉唑 | 5[a]或10[b] | 5 | 10（首剂加倍） |

注：+有多单元型（MUPS）剂型，可溶于水服用（或胃管给药）；*未在中国上市原研注射剂型；#无进口原研针剂；a非胃食管反流；b反流性食管炎

（1）片剂使用方法　片剂应和液体一起整片吞服，不应咀嚼或压碎（兰索拉唑口崩片除外）。

兰索拉唑口崩片服药时应将药片置于舌上，用唾液湿润并以舌轻压，崩解后随唾液吞服。

对于存在吞咽困难的患者，可将片剂溶于半杯不含碳酸盐的水中（不应使用其他液体，因肠溶包衣可能被溶解），搅拌，直至片剂完全崩解，立即或在30分钟内服用，再加入半杯水漂洗后饮用，微丸决不应被嚼碎或压破。

对于不能吞咽的患者，可将片剂溶于不含碳酸盐的水中，并通过胃管给药，应仔细检查选择的注射器和胃管的合适程度。准备工作及使用指导如下：①将片剂放入合适的注射器，并加入约25ml水及5ml空气。有时需要50ml水，以防止管子被堵塞。②立即振摇注射器约2分钟使片剂溶解。③使注射器尖端朝上，检查尖端未被堵塞。④将注射器插入管，并保持此位置。⑤振摇注射器，使尖端朝下。立即注射5~10ml入管。注射后翻转注射器并振摇（注射器必须保持尖端朝上，以免尖端堵塞）。⑥使注射器尖端朝下，立即再向管中注射5~10ml，重复此步骤，直到注射器中无液体。⑦如需要洗下注射器剩余的残留物，重复步骤⑤，向注射器中加入25ml水及5ml空气，有时需要50ml水。

（2）胶囊剂使用方法

1）应整粒吞服，应在餐前至少一小时服用。

2）对于吞咽胶囊有困难的患者，可将一汤匙苹果酱加入空碗中，打开胶囊，将胶囊内的颗粒小心地倒在苹果酱上。颗粒应与苹果酱混合，然后立即吞服，不要存放以备将来使用。所使用的苹果酱不应过热，并且足够柔软以免需要咀嚼后吞下。颗粒不应咀嚼或压碎。如果颗粒 / 苹果酱混合物没有全部使用，剩余的混合物应立即丢弃。

3）对于有鼻胃管的患者，可以将完好的颗粒倒入 60ml 导管尖头注射器中，并与 50ml 水混合（混合物制备好后必须立即使用，如果颗粒溶解或分解则不要使用）。当通过鼻胃管服用本品时，应仅使用导管尖头注射器。更换柱塞并剧烈摇动注射器 15 秒。提起注射器并检查残留在尖端的颗粒。将注射器连接到鼻胃管并通过鼻胃管将注射器的内容物输送到胃中。服用颗粒后，鼻胃管应该用另外的水冲洗。

**2. 注射剂使用方法**

不同质子泵抑制剂注射剂存在给药途径、给药方式、给药时间、给药频次、配制、保存以及是否更换使用过滤器装置的输液器等差异。不同质子泵抑制剂的给药方式、溶媒选择等参见表 3–18。PPI 输注前后也应冲管，避免配伍禁忌导致药液的浑浊和沉淀。

表 3-12 奥美拉唑推荐用量

| 剂型 | 适应证 | 用量 | 疗程 |
|---|---|---|---|
| 片剂 | 十二指肠溃疡 | 20mg，一日 1 次 | 6~8 周 |
| | 其他药物治疗无效的十二指肠溃疡 | 40mg，一日 1 次 | 4 周 |
| | 幽门螺杆菌的根除 | 三联疗法：奥美拉唑 20mg+ 阿莫西林 1000mg+ 克拉霉素 500mg；奥美拉唑 20mg+ 克拉霉素 250mg+ 甲硝唑 400mg，一日 2 次 | 2 周 |
| | | 二联疗法：奥美拉唑 40mg，一日 1 次，克拉霉素 500mg，一日 3 次；奥美拉唑 20mg，阿莫西林 750~1000mg，一日 2 次 | 2 周 |
| | 非甾体抗炎药相关的十二指肠溃疡和十二指肠糜烂，同时用或不用非甾体抗炎药 | 20mg，一日 1 次 | 4 周 |

续表

| 剂型 | 适应证 | 用量 | 疗程 |
|---|---|---|---|
| 片剂 | 预防非甾体抗炎药相关的十二指肠溃疡，十二指肠糜烂或消化不良症状 | 20mg，一日 1 次；一些患者每日 10mg 可能已足够；若该剂量无效，可增至 40mg | – |
| | 胃溃疡 | 20mg，一日 1 次 | 4 周 |
| | 其他药物治疗无效的胃溃疡 | 40mg，一日 1 次 | 8 周 |
| | 胃溃疡的长期治疗 | 20mg，一日 1 次；若治疗失败，剂量可增至 40mg，一日 1 次 | – |
| | 非甾体抗炎药相关的胃溃疡或胃糜烂，同时用或不用非甾体抗炎药 | 20mg，一日 1 次 | 4 周 |
| | 预防非甾体抗炎药相关的胃溃疡，胃糜烂或消化不良症状 | 20mg，一日 1 次 | – |
| | 反流性食管炎 | 20mg，一日 1 次 | 4 周 |

续表

| 剂型 | 适应证 | 用量 | 疗程 |
|---|---|---|---|
| 片剂 | 其他药物治疗无效的反流性食管炎 | 40mg，一日 1 次 | 8 周 |
| | 慢性复发性反流性食管炎的长期治疗 | 20mg，一日 1 次；一些患者每日 10mg 可能已足够；若该剂量无效，可增至 40mg | – |
| | 胃食管反流病的对症治疗 | 20mg，一日 1 次；一些患者每日 10mg 可能已足够 | 如 2~4 周仍未能控制症状，建议做进一步检查 |
| | 酸性相关消化不良 | 20mg，一日 1 次；一些患者每日 10mg 可能已足够 | 如 4 周仍未能控制症状，建议做进一步检查 |
| | 卓 – 艾综合征 | 60mg，一日 1 次；90% 以上的患者每日 20~120mg 可控制症状，若每日需药量超过 80mg，应分两次服用 | 根据临床表现确定疗程 |

续表

| 剂型 | 适应证 | 用量 | 疗程 |
|---|---|---|---|
| 胶囊剂 | 胃溃疡 | 20mg，一日 1~2 次，每日晨起或早晚各一次吞服，症状较轻患者可用 10mg 或遵医嘱 | 4~8 周 |
| | 十二指肠溃疡 | | 6~8 周 |
| | 胃食管反流病 | | 遵医嘱 |
| | 卓 - 艾综合征 | 60mg，一日 1 次，每日总剂量可根据病情调整为 20~120mg，若每日需药量超过 80mg，应分两次服用 | - |
| 注射剂 | 卓 - 艾综合征 | 60mg 起始剂量，一日 1 次，当每日剂量超过 60mg 时分两次给予 | - |
| | 其他适应证 | 40mg，一日 1~2 次 | - |

表 3-13　兰索拉唑推荐用量

| 剂型 | 适应证 | 用量 | 疗程 |
| --- | --- | --- | --- |
| 片剂<br>胶囊剂 | 胃溃疡 | 30mg，一日 1 次 | 8 周 |
| | 十二指肠溃疡 | | 6 周 |
| | 吻合口溃疡 | | 8 周 |
| | 卓 – 艾综合征 | | 6 周 |
| | 反流性食管炎 | | 8 周 |
| | 反复发作和复发性反流性食管炎维持治疗 | 15mg，一日 1 次，如症状缓解不明显可加量至 30mg | – |
| 注射剂 | 伴有出血的十二指肠溃疡 | 30mg，一日 2 次 | 不超过 7 天 |

注：对于维持治疗、高龄者、有肝功能障碍者、肾功能低下的患者，15mg，一日 1 次。注射剂的使用过程中，一旦患者可以口服药物，应改换为兰索拉唑口服剂型

表 3-14　泮托拉唑推荐用量

| 剂型 | 适应证 | 用量 | 疗程 |
|---|---|---|---|
| 片剂<br>胶囊剂 | 伴有幽门螺杆菌感染的十二指肠溃疡或胃溃疡 | 泮托拉唑 40mg+ 阿莫西林 1000mg+ 克拉霉 500mg；泮托拉唑 40mg+ 甲硝唑 500mg+ 克拉霉 500mg；泮托拉唑 40mg+ 阿莫西林 1000mg+ 甲硝唑 500mg，一日 2 次 | 6~8 周 |
| | 十二指肠溃疡 | 40mg，一日 1 次，个别病例，特别是在其他治疗方法无效的情况下，可增至 80mg | 6~8 周 |
| | 胃溃疡 | | 4~8 周 |
| | 反流性食管炎 | | 4~8 周 |
| 注射剂 | 十二指肠溃疡、胃溃疡、急性胃黏膜病变、复合性胃溃疡等引起的急性上消化道出血 | 40~80mg，一日 1~2 次 | 不超过 7~10 天 |
| | 十二指肠溃疡 | 40mg，一日 1 次 | 不超过 7~10 天 |
| | 胃溃疡 | | |
| | 重度反流性食管炎 | | |

注：如果疗程不够，可继续延长治疗；由于长期用药的经验有限，疗程不宜超过 8 周；注射剂的使用过程中，一旦患者可以口服药物，则不可继续使用

表 3-15　雷贝拉唑推荐用量

| 剂型 | 适应证 | 用量 | 疗程 |
| --- | --- | --- | --- |
| 片剂 | 胃溃疡 | 10mg，一日 1 次；根据病情也可每次口服 20mg | 不超过 8 周 |
| | 十二指肠溃疡 | | 不超过 6 周 |
| | 吻合口溃疡 | | 不超过 8 周 |
| | 卓 – 艾综合征 | | – |
| | 反流性食管炎 | | 不超过 8 周 |
| | 辅助用于胃溃疡或十二指肠溃疡患者根除幽门螺杆菌 | 雷贝拉唑 10mg+ 阿莫西林 750mg+ 克拉霉素 200mg，克拉霉素剂量可按需要适当增加，最高剂量为每次 400mg，一日 2 次 | 1 周 |
| 胶囊剂 | 活动性十二指肠溃疡 | 20mg，一日 1 次；一些患者每日 10mg 即有反应 | 4 周 |
| | 良性活动性胃溃疡 | 20mg，一日 1 次 | 6 周 |

续表

| 剂型 | 适应证 | 用量 | 疗程 |
|---|---|---|---|
| 胶囊剂 | 侵蚀性或溃疡性的胃食管反流病 | 20mg，一日 1 次 | 4~8 周 |
| | 胃食管反流病的长期治疗 | 10mg 或 20mg，一日 1 次 | 12 个月 |
| 注射剂 | 胃、十二指肠溃疡出血 | 20mg，一日 1~2 次 | 不超过 5 天 |

注：注射剂的使用过程中，一旦患者可以口服药物，应改换为雷贝拉唑口服剂型

表 3-16　艾司奥美拉唑推荐用量

| 剂型 | 适应证 | 用量 | 疗程 |
| --- | --- | --- | --- |
| 片剂<br>胶囊剂 | 胃食管反流病 | 40mg，一日 1 次 | 4 周 |
| | 食管炎长期维持治疗 | 20mg，一日 1 次 | – |
| | 与适当的抗菌疗法联合用药根除幽门螺杆菌，并且<br>– 使与幽门螺杆菌感染相关的十二指肠溃疡愈合<br>– 防止与幽门螺杆菌相关的消化性溃疡复发 | 艾司奥美拉唑 20mg+ 阿莫西林 1000mg+ 克拉霉素 500mg，一日 2 次 | 1 周 |
| | 非甾体抗炎药相关的胃溃疡治疗 | 20mg，一日 1 次 | 4~8 周 |
| 注射剂 | 反流性食管炎 | 40mg，一日 1 次 | 不超过 7 天 |
| | 反流疾病的症状治疗 | 20mg，一日 1 次 | 不超过 7 天 |
| | 急性胃、十二指肠溃疡出血 | 40mg，12 小时 1 次 | 5 天 |

表 3-17　艾普拉唑推荐用量

| 剂型 | 适应证 | 用量 | 疗程 |
| --- | --- | --- | --- |
| 片剂 | 十二指肠溃疡 | 5~10mg，一日 1 次 | 4 周或遵医嘱 |
| | 反流性食管炎 | 10mg，一日 1 次 | 4~8 周 |
| 注射剂 | 消化性溃疡出血 | 起始剂量 20mg，后续每次 10mg，一日 1 次 | 3 天 |

表 3-18　PPIs 注射剂使用方法

| 药品名称 | 给药途径 | 溶媒选择 | 输注时间 | 配制后保存 | 注意事项 |
| --- | --- | --- | --- | --- | --- |
| 奥美拉唑 | 静脉滴注 | 100ml 0.9% 氯化钠注射液或 100ml 5% 葡萄糖注射液[a] | 20~30 分钟或更长时间，当每日剂量超过 60mg 时应分两次给予 | 溶于 5% 葡萄糖注射液后应在 6 小时内使用；溶于 0.9% 氯化钠注射液后可在 12 小时内使用[b] | 注射器应单独使用，不宜接触其他药液；与其他药品序贯滴注时，应更换输液器或用 0.9% 氯化钠注射液冲管 |
| | 静脉注射 * | 10ml 专用溶媒（助溶剂聚乙二醇 400 和 pH 调节剂枸橼酸） | 2.5~4 分钟 | 2 小时内使用 | |

续表

| 药品名称 | 给药途径 | 溶媒选择 | 输注时间 | 配制后保存 | 注意事项 |
|---|---|---|---|---|---|
| 兰索拉唑 | 静脉滴注 | 100ml 0.9% 氯化钠注射液 | 不少于 30 分钟 | 本品溶解后应尽快使用，勿保存 | 使用时应配有孔径 1.2μm 的过滤器，以便去除输液过程中可能产生的沉淀物 |
| 泮托拉唑 | 静脉滴注 | 100~250ml 0.9% 氯化钠注射液 [c] | 15~60 分钟内滴完 | 12 小时内使用 [d] | 不能和酸性药物同时或序贯使用，必须联合用药时需冲洗管路 |
| | 静脉注射 | 10ml 0.9% 氯化钠注射液 | 超过 2 分钟 | | |
| 雷贝拉唑 | 静脉滴注 | 100ml 0.9% 氯化钠注射液 | 15~30 分钟内滴完 | 2 小时内使用 | 最好单独使用，包括一次性注射器及输液器；输液不宜在高温下配制、放置，宜现用现配 |
| 艾司奥美拉唑 | 静脉滴注 | 100ml 0.9% 氯化钠注射液 | 10~30 分钟内滴完 | 12小时内使用，30℃以下保存 | – |
| | 静脉注射 | 5ml 0.9% 氯化钠注射液 | 超过 3 分钟 | | |

续表

| 药品名称 | 给药途径 | 溶媒选择 | 输注时间 | 配制后保存 | 注意事项 |
| --- | --- | --- | --- | --- | --- |
| 艾普拉唑 | 静脉滴注 | 10mg 溶于 100ml 0.9% 氯化钠注射液；20mg 溶于 200ml 0.9% 氯化钠注射液 | 30 分钟滴完 | 3 小时内使用 | 必须使用带过滤装置的输液器静脉滴注 |

注：表格内容参考各注射用 PPIs 原研药品说明书；* 仅一家产品说明书示静脉注射用法；a 推荐使用 0.9% 氯化钠注射液；b 部分产品说明书示稀释后 4 小时内滴完；c 部分产品说明书示可用 5 %葡萄糖注射液稀释；b 部分产品说明书示稀释后 3 小时内滴完

## （三）钾离子竞争性酸阻滞剂

目前已上市的钾离子竞争性酸阻滞剂均为口服制剂，使用方法见表 3-19。

表 3-19　钾离子竞争性酸阻滞剂使用方法

| 药品名称 | 适应证 | 用法用量 | 疗程 |
| --- | --- | --- | --- |
| 伏诺拉生 | 反流性食管炎 | 20mg，一日 1 次 | 4 周，如果疗效不佳，疗程最多可延长至 8 周 |
| 替戈拉生 | 反流性食管炎 | 50mg，一日 1 次，可空腹或餐后服用 | 8 周 |
| 凯普拉生 | 反流性食管炎 | 20mg，一日 1 次；整片吞服，不可咀嚼或压碎；最好早餐前服用 | 8 周 |
| | 十二指肠溃疡 | | 6 周 |

### （四）抗酸剂（表 3-20）

表 3-20　抗酸剂使用方法

| 药品名称 | 适应证 | 用法用量 | 备注 |
|---|---|---|---|
| 氢氧化铝 | 缓解胃酸过多引起的胃部不适症状、慢性胃炎 | 一次 2~4 片，一日 3 次，饭前半小时或胃痛发作时嚼碎后服 | 连续使用不得超过 7 天 |
| 铝碳酸镁 | 缓解胃酸过多引起的胃部不适症状、慢性胃炎、急性胃炎、反流性食管炎、预防非甾体药物引起的胃黏膜损伤 | 一次 1~2 片，一日 3~4 次，饭后 1~2 小时、睡前或胃部不适时嚼服 | 连续使用不得超过 7 天 |
| | 胃、十二指肠溃疡 | 一次 2 片，一日 4 次，饭后 1~2 小时、睡前或胃部不适时嚼服 | 在症状缓解后，至少维持 4 周 |
| 碳酸钙 | 缓解胃酸过多引起的胃部不适症状 | 含服或嚼碎服，一次 1~2 片，一日 2~3 次，饭后 1 小时服用，也可于症状发作时服用，使用本品时应同时对引起上述症状的原发疾病进行治疗 | 每日不宜超过 6 片，连续使用不得超过 7 天 |

## （五）胃黏膜保护剂（表 3-21）

表 3-21　胃黏膜保护剂使用方法

| 药品名称 | 适应证 | 用量 | 备注 |
|---|---|---|---|
| 枸橼酸铋钾 | 慢性胃炎及缓解胃酸过多引起的胃部不适症状 | 一次 1 粒，一日 4 次，前 3 次于三餐前半小时，第 4 次于晚餐后 2 小时服用；或一日 2 次，早晚各服 2 粒 | 连续使用不得超过 7 天 |
| 硫糖铝 | 胃、十二指肠溃疡、慢性胃炎及缓解胃酸过多引起的胃部不适症状 | 一次 4 粒，一日 4 次，餐前 1 小时及睡前服用 | 疗程 4~6 周，儿童遵医嘱，连续服用不宜超过 8 周 |
| 磷酸铝 | 胃炎、胃溃疡 | 一次 2.5~5.0g，一日 2~3 次，使用前充分振摇均匀，亦可伴开水或冲牛奶服用，儿童剂量减半 | 饭前半小时前服用 |
|  | 十二指肠溃疡 |  | 饭后 3 小时及疼痛时服用 |
|  | 反流性食管炎 |  | 饭后和晚上睡前服用 |

续表

| 药品名称 | 适应证 | 用量 | 备注 |
|---|---|---|---|
| 替普瑞酮 | 急性胃炎、慢性胃炎急性加重期的胃黏膜病变的改善、胃溃疡 | 一次 50mg，一日 3 次，饭后服用 | – |
| 吉法酯 | 胃、十二指肠溃疡 | 一次 1~2 片，一日 2~3 次 | – |
| 瑞巴派特 | 急性胃炎、慢性胃炎的急性加重期胃黏膜病变的改善 | 一次 1 片，一日 3 次 | – |
|  | 胃溃疡 |  | 早、晚及睡前口服 |

## 二、幽门螺杆菌根除

1. 根据《2022中国幽门螺杆菌感染治疗指南》，建议在幽门螺杆菌感染初次和再次根除治疗中使用铋剂四联方案，疗程为14天（强推荐，中等质量）。除质子泵抑制剂和铋剂，推荐的抗菌药物组合见表3-22（强推荐，中等质量）。铋剂四联方案中标准剂量质子泵抑制剂包括奥美拉唑20mg、艾司奥美拉唑20mg、雷贝拉唑10mg、兰索拉唑30mg、泮托拉唑40mg、艾普拉唑5mg，餐前0.5小时口服。铋剂：不同药物的用法略有区别，如枸橼酸铋钾一次220mg，一日2次，餐前0.5小时口服。推荐疗程为14天。

表3-22　铋剂四联方案中推荐抗菌药物组合

| 抗菌药物组合 | 抗菌药物1 | 抗菌药物2 |
| --- | --- | --- |
| 1 | 阿莫西林一次1.0g，一日2次 | 克拉霉素一次500mg，一日2次 |
| 2 | 阿莫西林一次1.0g，一日2次 | 左氧氟沙星一次500mg，一日1次 |
| 3 | 四环素一次500mg，一日3~4次 | 甲硝唑一次400mg，一日3~4次 |
| 4 | 阿莫西林一次1.0g，一日2次 | 甲硝唑一次400mg，一日3~4次 |
| 5 | 阿莫西林一次1.0g，一日2次 | 四环素一次500mg，一日3~4次 |

2. 铋剂四联方案和高剂量双联方案均可用于幽门螺杆菌（*H. pylori*）感染的初次和再次根除治疗（弱推荐，低质量）。高剂量双联方案为阿莫西林（≥ 3.0g/d，如一次 1.0g、一日 3 次或一次 0.75g、一日 4 次）联合质子泵抑制剂，如艾司奥美拉唑或雷贝拉唑（双倍标准剂量、一日 2 次或标准剂量、一日 4 次）。

3. 在铋剂四联方案中，不推荐常规使用双倍剂量 PPI 根除治疗幽门螺杆菌（*H. pylori*）感染（弱推荐，中等质量）。

实施建议：细胞色素 P450（cytochromeP450，CYP450）2C19 基因检测证实为 PPI 快代谢型时，在铋剂四联方案中可考虑使用双倍剂量 PPI。约 40% 的中国人属于 PPI 快代谢型，理论上这些患者可从强化的胃酸抑制治疗中受益。

4. 对于难治性幽门螺杆菌（*H. pylori*）感染，即连续 2 次及以上规范的 *H. pylori* 感染根除治疗后，依然未能根除成功。建议①使用铋剂四联方案进行经验性根除治疗，除了 PPI 和铋剂，推荐使用表 3-23 中的抗菌药物组合；②有条件的情况下进行细菌培养和抗菌药物敏感性试验（antibiotic susceptibility test，AST）指导下的个体化治疗（弱推荐，专家共识）。

表 3-23　难治性幽门螺杆菌感染的铋剂四联方案中推荐的抗菌药物组合

| 抗菌药物组合 | 抗菌药物 1 | 抗菌药物 2 |
|---|---|---|
| 1 | 四环素一次 500mg，一日 3~4 次 | 甲硝唑一次 400mg，一日 4 次 |
| 2 | 阿莫西林一次 1.0g，一日 2~3 次 | 呋喃唑酮一次 100mg，一日 2 次 |
| 3 | 四环素一次 500mg，一日 3~4 次 | 呋喃唑酮一次 100mg，一日 2 次 |
| 4 | 阿莫西林一次 1.0g，一日 2~3 次 | 四环素一次 500mg，一日 3~4 次 |
| 5 | 阿莫西林一次 1.0g，一日 2~3 次 | 甲硝唑一次 400mg，一日 4 次 |

实施建议：对于 PPI 快代谢型者，可考虑增加 PPI 剂量或用 P-CAB 替代 PPI。

5. 对于青霉素过敏的 *H.pylori* 感染者，建议使用含四环素和甲硝唑的铋剂四联方案，或头孢呋辛代替阿莫西林的铋剂四联方案（表 3-24）。建议使用克拉霉素、左氧氟沙星和甲硝唑两两组合的铋剂四联方案时，使用全剂量（1600mg/d）甲硝唑（弱推荐，专家共识）。

表 3-24 青霉素过敏幽门螺杆菌感染的铋剂四联方案中推荐的抗菌药物组合

| 抗菌药物组合 | 抗菌药物 1 | 抗菌药物 2 |
|---|---|---|
| 1 | 四环素一次 500mg，一日 3~4 次 | 甲硝唑一次 400mg，一日 3~4 次 |
| 2 | 头孢呋辛一次 500mg，一日 2 次 | 左氧氟沙星一次 500mg，一日 1 次 |
| 3 | 克拉霉素一次 500mg，一日 2 次 | 甲硝唑一次 400mg，一日 4 次 |

实施建议：建议在有条件的情况下，考虑将基于耐药基因突变检测或细菌培养联合 AST 的个体化诊治用于青霉素过敏 *H. pylori* 感染者的根除治疗。

6. 对于含 PPI 的铋剂四联方案和含 P-CAB 的铋剂四联方案，均被推荐作为幽门螺杆菌感染初次和再次根除治疗方案（弱推荐，低质量）。

实施建议：使用铋剂四联方案根除治疗幽门螺杆菌感染时，PPI 的用法见第 1 条；P-CAB 的用法为伏诺拉生 20mg，一日 2 次。

## 三、急性非静脉曲张性上消化道出血

根据疾病种类及危险分级，用质子泵抑制剂注射剂治疗，见表 3-25。

## 四、肿瘤化疗后的上消化道疾病

1. 针对肿瘤化疗患者出现的上消化道病变及症状，应用质子泵抑制剂对症治疗，并随时根据患者症状、体征、实验室检查调整治疗方案。如发生溃疡、出血、血色素降低、黑便等症状，按照上消化道出血原则进行治疗。

2. 肿瘤患者如果存在 SRMD 危险因素，可在化疗过程中应用抑酸药（质子泵抑制剂或 $H_2$ 受体拮抗剂）预防 SRMD 的发生，详见表 3-28。当患者病情稳定，可耐受肠内营养或已进食，临床症状开始好转，可逐渐停药。

表 3-25　质子泵抑制剂用于上消化道出血的治疗方案

| 疾病种类及分级 | 药物种类及剂型 | 用药时机 | 用药剂量及疗程 | 序贯用药 | 序贯剂量及疗程 |
|---|---|---|---|---|---|
| 上消化道出血高危 | 质子泵抑制剂注射剂 | 出血发生后尽早应用 | 大剂量质子泵抑制剂（如艾司奥美拉唑 80mg 静脉注射 30 分钟 +8mg/h 持续输注 71.5 小时），可适当延长大剂量质子泵抑制剂疗程，之后标准剂量 40mg 静脉滴注，一日 2 次，3~5 日 | 质子泵抑制剂片剂 | 口服标准剂量质子泵抑制剂，一日 1 次，疗程 4~8 周至溃疡愈合 |
| 上消化道出血低危 Forrest Ⅱc~Ⅲ | 质子泵抑制剂注射剂 | 出血发生后尽早应用 | 标准剂量 40mg，静脉滴注，一日 2 次 | 质子泵抑制剂片剂 | 口服标准剂量质子泵抑制剂，一日 1 次，疗程 4~8 周至溃疡愈合 |
| 胃内境下黏膜切除术（EMR）、内镜黏膜下剥离术（ESD）术后预防出血和促进人工溃疡愈合 | 质子泵抑制剂注射剂 | 手术当天起静脉质子泵抑制剂 | 标准剂量 40mg，静脉滴注，一日 2 次，2~3 日 | 质子泵抑制剂片剂 | 口服标准剂量质子泵抑制剂，一日 1 次，疗程 4~8 周至溃疡愈合 |

续表

| 疾病种类及分级 | 药物种类及剂型 | 用药时机 | 用药剂量及疗程 | 序贯用药 | 序贯剂量及疗程 |
|---|---|---|---|---|---|
| 胃 EMR、ESD 术后迟发性出血 | 质子泵抑制剂注射剂 | 出血发生后尽早应用 | 80mg 静脉注射 30 分钟 +8mg/h 持续输注 71.5 小时或标准剂量 40mg 静脉滴注，一日 2 次 | 质子泵抑制剂片剂 | |
| 质子泵抑制剂不可及 | $H_2$ 受体拮抗剂注射剂 | 出血后尽早应用 | 如法莫替丁 80mg/d，静脉滴注，5~7 日 | | |

## 五、治疗方案与疾病诊断相关风险

由于治疗目的不同，采用方案不同，剂量及给药频次、疗程也可能有差异，以质子泵抑制剂为例。

胃食管反流病（GERD）：质子泵抑制剂是GERD治疗的首选药物。药物治疗方案分为诊断性治疗、初始治疗和维持治疗。

（1）质子泵抑制剂试验可作为GERD的初步诊断。标准剂量质子泵抑制剂，一日2次，疗程1~2周，如服药后症状明显改善，则支持治疗与酸相关的GERD。

（2）初始治疗方案：标准剂量质子泵抑制剂，疗程至少8周。

（3）维持治疗方案：质子泵抑制剂为首选药物，包括按需治疗和长期治疗。NERD及轻度食管炎患者（LA–A和LA–B级）可采用按需治疗，出现症状时用药，缓解后停药；或者间歇治疗，剂量不变，隔日给药。

（4）质子泵抑制剂停药后，症状复发或仍然存在症状的GERD患者，以及重度糜烂性食管炎和Barrett食管的患者需要质子泵抑制剂长期维持治疗，可维持原剂量或剂量减半，一日1次。

（5）优化质子泵抑制剂治疗：单剂量质子泵抑制

剂治疗未完全缓解的患者，可换用另一种质子泵抑制剂治疗或将原有质子泵抑制剂剂量加倍。在使用双倍剂量质子泵抑制剂时，应分别在早餐前和晚餐前分两次服用。

（6）对于合并食管裂孔疝的GERD患者以及重度食管炎（LA–C和LA–D级）患者，质子泵抑制剂剂量通常需要加倍。

（7）儿童GERD：对于具有典型症状（即反流、呕吐、胃灼热、胸骨后或上腹痛）的GERD患儿推荐4~8周的质子泵抑制剂治疗；对伴有GERD典型症状和（或）诊断检查中提示具有食管外症状（即咳嗽、喘息、哮喘）的GERD患儿可使用质子泵抑制剂，用法用量见表3–26。长期维持治疗的患儿需要定期评估。

表3–26　儿童GERD用药推荐剂量

| 药物 | 剂量 |
|---|---|
| 奥美拉唑 | GERD患者用量：<br>0.6~1.0mg/（kg·d），一日1次，最大剂量40mg/d，晨起空腹服用，疗程8~12周 |
| | 糜烂性食管炎用量：<br>0.6~1.0mg/（kg·d），一日1次，最大剂量40mg/d，晨起空腹服用，疗程3~6个月 |

# 第三节 药物过量

消化性溃疡治疗用药药物过量的风险管控见表3–27。

表3–27 消化性溃疡治疗用药药物过量风险管控

| 分类 | 药品名称 | 风险点描述 | 风险管控措施 |
|---|---|---|---|
| $H_2$受体拮抗剂 | 西咪替丁 | 常见有呼吸短促或呼吸困难，以及心动过速 | 首先清除胃肠道内尚未吸收的药物，并给予临床监护及支持疗法，出现呼吸衰竭者，立即进行人工呼吸，心动过速者可给予β受体拮抗剂 |
| | 雷尼替丁 | 有报道伴随着口服剂量达到18g的快速吸收时会产生类似于正常临床经验时的不良反应。另外，有步态畸形与低血压的报道 | 采取临床监控与支持疗法 |
| | 法莫替丁 | 过量使用（80mg/d），可引起血清催乳素升高，出现乳房疼痛、敏感及肿胀 | 使用活性炭，催吐同时给予临床监控与支持疗法 |

续表

| 分类 | 药品名称 | 风险点描述 | 风险管控措施 |
|---|---|---|---|
| PPIs | 奥美拉唑 | 临床试验中，静脉给药一天累积剂量达270mg和三天达650mg，不良反应无剂量相关性。临床表现包括头晕、情感淡漠、头痛、意识错乱、血管扩张、心动过速、恶心、呕吐、腹胀、腹泻。有单次口服剂量达2400mg的报道。临床表现包括恶心、呕吐、头晕、腹痛、腹泻、头痛、淡漠、抑郁、意识模糊、视物模糊、心动过速、出汗、面红、口干等，症状均为暂时性，并未收到严重临床结局的病例报道 | 奥美拉唑可与蛋白质广泛结合，故而无法轻易通过透析清除。出现用药过量时，应进行对症治疗和支持治疗，必要时洗胃或使用活性炭 |
| | 兰索拉唑 | – | 尚缺乏药物过量的研究资料且无可靠参考文献。兰索拉唑不能通过透析从血液循环中排除 |
| | 泮托拉唑 | 患者自发报告中因用药过量而导致的不良反应为已知的泮托拉唑安全性问题 | 过量使用泮托拉唑（>240mg）的经验有限。由于与蛋白广泛结合，因此血液透析不能清除，若过量，须对症支持治疗 |

续表

| 分类 | 药品名称 | 风险点描述 | 风险管控措施 |
| --- | --- | --- | --- |
| PPIs | 雷贝拉唑 | – | 尚无药物过量使用的经验，80mg剂量耐受。目前尚未确定特定的解药。钠是广泛蛋白质结合的，因此不容易透析。若发生过量服用的情况，主要处理方法是对症治疗和一般性支持疗法 |
|  | 艾司奥美拉唑 | 过量使用高剂量艾司奥美拉唑的经验非常有限，280mg剂量相关的症状表现为胃肠道症状和无力。单剂量使用80mg本品无异常反应 | 没有已知的特异性解毒剂。艾司奥美拉唑广泛地与血浆蛋白结合，因此难以透析。对任何过量中毒的治疗，应采用对症处理和全身支持疗法 |
|  | 艾普拉唑 | – | 尚无药物过量使用的经验。对任何过量引起的中毒，应立即对症处理 |
| P–CAB | 伏诺拉生 | 伏诺拉生不能通过血液透析除去 | 目前尚无关于过量使用本品的文献报道，如果发生用药过量，应给予对症治疗和支持性治疗 |
|  | 替戈拉生 | – | 中国健康成人受试者单次口服最大剂量200mg可耐受，如果发生用药过量，应监测患者有关毒性的症状，必要时给予对症和支持性治疗 |

续表

| 分类 | 药品名称 | 风险点描述 | 风险管控措施 |
|---|---|---|---|
| P-CAB | 凯普拉生 | – | 健康成人受试者单次口服最大剂量60mg可耐受。如果发生用药过量，应监测患者有关毒性的症状，必要时给予对症和支持性治疗 |
| 抗酸剂 | 氢氧化铝 | 本品能妨碍磷的吸收，长期大剂量使用可致严重便秘，粪结块引起肠梗阻 | 立即就医 |
| | 铝碳酸镁 | – | 如服用过量或出现严重不良反应，应立即就医 |
| | 碳酸钙 | – | |
| 胃黏膜保护剂 | 枸橼酸铋钾 | – | 如服用过量或出现严重不良反应，应立即就医 |
| | 硫糖铝 | – | |
| | 磷酸铝 | 尚不明确 | – |
| | 替普瑞酮 | | – |
| | 吉法酯 | | – |
| | 瑞巴派特 | 目前尚未见报道 | – |

# 第四节　预防性使用

## 一、应激性黏膜病变的预防

PPIs 预防危重症患者应激性黏膜病变（SRMD）仅适用于高危人群，对于有高危因素的患者，质子泵抑制剂可用于预防 SRMD 的发生，药物预防的目标是控制胃内 pH ≥ 4。对于严重创伤、重症患者，应在危险因素出现后静脉注射或滴注，如奥美拉唑 40mg，一日 2 次，至少连续 3 日，使胃内 pH 迅速上升至 4 以上。临床应根据疾病情况结合危险因素判断患者是否需要使用，危险因素汇总见表 3-28。

对于应激性黏膜病变高危人群，应在危险因素出现后静脉注射或滴注常规剂量 PPIs，当患者病情稳定可耐受足够的肠内营养或已进食、临床症状开始好转或转入普通病房后可改为口服或逐渐停药。

在所有预防用药过程中，应随时监测临床、胃肠道表现和实验室检查，有条件的患者行内镜检查确认。如发生溃疡、出血、血色素降低、黑便等症状，随时调整用药方案，按照上消化道出血原则进行治疗。

表 3-28　应激性黏膜病变的危险因素及预防用药建议

| 危险因素 | 预防建议 |
| --- | --- |
| （1）呼吸衰竭：机械通气超过 48 小时或接受体外生命支持 *<br>（2）凝血机制障碍：国际标准化比值（INR）>1.5，血小板 <50 × $10^9$/L 或部分凝血酶原时间 > 正常值 2 倍或服用抗凝或抗血小板药物 *<br>（3）原有消化道溃疡或出血病史<br>（4）男性，高龄，入院前 1 年内曾有消化性溃疡病史<br>（5）严重颅脑、颈脊髓外伤<br>（6）严重烧伤（烧伤面积 >30%）<br>（7）严重创伤、多发伤<br>（8）各种困难、复杂的手术（手术时间 >3 小时）<br>（9）急性肾功能衰竭或接受肾脏替代治疗<br>（10）慢性肝脏疾病或急性肝功能衰竭<br>（11）急性呼吸窘迫综合征（ARDS）<br>（12）休克或持续低血压<br>（13）脓毒症<br>（14）心脑血管意外<br>（15）严重心理应激，如精神创伤等 | 严重危险因素（具有 1 项可预防用药） |
| （1）ICU 住院时间 >1 周<br>（2）粪便隐血持续时间 >3 日<br>（3）大剂量使用糖皮质激素（剂量 >250mg/d 氢化可的松或其他剂量相当的药物）<br>（4）合并使用非甾体抗炎药<br>（5）长期禁食及肠外营养 | 潜在危险因素（符合 2 项可预防用药） |

注：* 多中心研究结果显示呼吸衰竭和凝血功能障碍为 SRMD 的独立危险因素

## 二、药物相关性胃肠黏膜损伤及溃疡的预防

### 1. 预防非甾体抗炎药（NSAIDs）引起的胃肠黏膜损伤及溃疡

NSAIDs引起胃黏膜损伤的风险等级如表3–29所示，对于NSAIDs致胃肠道损伤的高风险患者，尽量避免使用NSAIDs；如果必须使用，可以选择环氧化酶2（COX–2）抑制剂，并合用PPIs；中等风险患者可选用COX–2抑制剂，或者传统非选择性NSAIDs合用PPIs；没有危险因素的低风险患者，不需要预防性用药。

表3–29 服用NSAIDs患者发生胃肠道副作用的风险分级

| 风险等级 | 危险因素 |
| --- | --- |
| 高风险 | 溃疡并发症史，特别是最近发生的溃疡<br>存在两个以上的危险因素 |
| 中风险 | 年龄 >65 岁<br>高剂量 NSAIDs 治疗<br>有溃疡病史但无并发症<br>合用阿司匹林（包括小剂量阿司匹林）、皮质类固醇或抗凝药 |
| 低风险 | 没有危险因素 |

**2. 预防抗血小板药物引起的胃黏膜损伤及溃疡**

对于需要使用抗血小板的患者，需要权衡其心血管获益和胃肠道损伤的风险。抗血小板药物消化道损伤风险及具体预防建议见表 3–30。

服用抗血小板药物 12 个月内为消化道损伤的多发阶段，3 个月时达高峰。具有消化道损伤危险因素的患者在初始抗血小板药物治疗的前 6 个月应联合使用常规剂量 PPIs，6 个月后可改为隔天服用 PPIs 或 $H_2$ 受体拮抗剂。

表 3–30　抗血小板药物消化道损伤风险及预防建议

| 危险因素 | 预防建议 |
|---|---|
| 有消化道出血或溃疡病史<br>双联抗血小板<br>合用抗凝药物<br>合用 NSAIDs<br>合用大剂量糖皮质激素 | 具有 1 项即可使用常规剂量 PPIs 预防消化道损伤 |
| 年龄 >65 岁<br>HP 感染<br>有消化不良或有胃食管反流病<br>长期饮酒 | 具有 2 项即可使用常规剂量 PPIs 预防消化道损伤 |

## 三、医源性上消化道黏膜损伤的预防

对于预防内镜黏膜下剥离术 / 内镜下黏膜切除术（ESD/EMR）后迟发出血和促进人工溃疡愈合，建议从手术当天起静脉应用常规剂量 PPIs，一日 2 次，

2~3 日后改为口服常规剂量 PPIs，一日 1 次，疗程 4~8 周。对于 ESD/EMR 术后的高危患者，也可使用 80mg 静脉注射，8mg/h 持续输注共 72 小时的方案，伴有术后迟发出血风险及人工溃疡延迟愈合高危因素的患者，可酌情增加 PPIs 用量、延长疗程或加用胃黏膜保护剂，并定期随访，调整用药。ESD/EMR 后迟发出血预防建议见表 3-31。

表 3-31 ESD/EMR 后迟发出血预防建议

| 考虑维度 | 危险因素 | 预防建议 |
| --- | --- | --- |
| 迟发性出血 / 再出血风险 | 1）切除标本直径 >40mm<br>2）肿瘤直径 >20mm<br>3）服用抗栓药物（尤其是≥ 2 种抗栓药物）<br>4）平坦 / 凹陷型病变<br>5）组织类型为癌<br>6）病变位于小弯侧<br>7）伴有溃疡<br>8）合并心脏病 / 肝硬化 / 慢性肾病 / 血液透析<br>9）操作时间长（>60 分钟） | 常规剂量，一日 2 次，2~3 日 |
| 人工溃疡延迟愈合 | 1）切除标本直径 >40mm<br>2）术中反复电凝止血<br>3）凝血功能异常<br>4）合并糖尿病 | 存在一个以上危险因素，序贯口服 PPIs>4 周 |

# 第五节 用药禁忌及注意事项

## 一、消化性溃疡治疗用药禁忌（表3-32）

表3-32 消化性溃疡治疗用药禁忌

| 分类 | 药品名称 | 禁忌 |
| --- | --- | --- |
| $H_2$受体拮抗剂 | 西咪替丁 | 禁与多非利特合并用药 |
| | 雷尼替丁 | 过敏者禁用 |
| | 法莫替丁 | 过敏者、严重肾功能不全者禁用 |
| PPIs | 奥美拉唑 | 已知对奥美拉唑、其他苯并咪唑类或本品中任何其他成分过敏者禁用，禁与奈非那韦合用 |
| | 兰索拉唑 | 过敏者禁用，正在服用硫酸阿扎那韦的患者禁用 |
| | 泮托拉唑 | 过敏者禁用，妊娠期与哺乳期妇女禁用，中、重度肝肾功能障碍的患者禁用 |
| | 雷贝拉唑 | 对雷贝拉唑钠、苯并咪唑替代品或对该制剂制备中使用的任何赋形剂过敏的患者禁用，妊娠期与哺乳期妇女禁用 |

续表

| 分类 | 药品名称 | 禁忌 |
|---|---|---|
| PPIs | 艾司奥美拉唑 | 已知对艾司奥美拉唑、其他苯并咪唑类化合物或本品的任何其他成分过敏者禁用，禁止与奈非那韦联合使用，不推荐与阿扎那韦、沙奎那韦联合使用 |
| | 艾普拉唑 | 对艾普拉唑及其他苯并咪唑类化合物过敏者禁用，肝、肾功能不全者禁用 |
| P–CAB | 伏诺拉生 | 过敏者禁用，正在接受阿扎那韦或利匹韦林治疗的患者禁用 |
| | 替戈拉生 | 对替戈拉生及苯并咪唑类药物过敏患者禁用，正在接受阿扎那韦、奈非那韦和利匹韦林治疗的患者禁用，妊娠期与哺乳期妇女禁用 |
| | 凯普拉生 | 过敏者禁用，正在服用阿扎那韦、奈非那韦或者利匹韦林的患者禁用 |
| 抗酸剂 | 氢氧化铝 | 阑尾炎、急腹症患者禁用 |
| | 铝碳酸镁 | 过敏者禁用，严重肾损伤者禁用，低磷血症者禁用 |
| | 碳酸钙 | 严重肾功能不全、高钙血症及过敏者禁用 |
| 胃黏膜保护剂 | 枸橼酸铋钾 | 严重肾病患者及妊娠期妇女禁用 |
| | 硫糖铝 | 习惯性便秘及过敏者禁用 |
| | 磷酸铝 | 慢性肾功能衰竭患者禁用，高磷血症禁用，过敏者禁用 |

续表

| 分类 | 药品名称 | 禁忌 |
| --- | --- | --- |
| 胃黏膜保护剂 | 替普瑞酮 | 过敏者禁用 |
| | 吉法酯 | 过敏者禁用 |
| | 瑞巴派特 | 过敏者禁用 |

## 二、消化性溃疡治疗用药注意事项

### 1. $H_2$ 受体拮抗剂（表 3-33）

表 3-33　$H_2$ 受体拮抗剂用药注意事项

| 药品名称 | 注意事项 |
| --- | --- |
| 西咪替丁 | （1）癌性溃疡者，使用前应先明确诊断，以免延误治疗<br>（2）老年患者由于肾功能减退，对本品清除减少减慢，可导致血药浓度升高，因此更易发生毒性反应，出现眩晕、谵妄等症状<br>（3）有药物过敏史者请遵医嘱使用<br>（4）诊断的干扰：口服 15 分钟内胃液隐血试验可出现假阳性；血液水杨酸浓度、血清肌酐、催乳素、氨基转移酶等浓度均可能升高；甲状旁腺激素浓度则可能降低<br>（5）为避免肾毒性，用药期间应注意检查肾功能<br>（6）本品对骨髓有一定的抑制作用，用药期间应注意检查血常规<br>（7）本品的神经毒性症状与中枢抗胆碱药所致者极为相似，可用拟胆碱药毒扁豆碱治疗可改善症状。故应避免本品与中枢抗胆碱药同时使用，以防加重中枢神经毒性反应<br>（8）在老年患者、慢性肺疾病患者、糖尿病及免疫缺陷的患者中，服用 $H_2$ 受体拮抗剂出现社区获得性肺炎的危险性可能会增加。由于西咪替丁与香豆素类存在一定相互作用，当西咪替丁与香豆素类同时使用时，建议密切监测凝血酶原时间。西咪替丁与治疗指数狭窄的药物合用（如苯妥英或茶碱），在开始使用或停药时可能需要调整剂量 |

续表

| 药品名称 | 注意事项 |
| --- | --- |
| 西咪替丁 | (9)下列情况应慎用：①严重心脏及呼吸系统疾病患者；②系统性红斑狼疮（SLE）患者，西咪替丁的骨髓毒性可能增高；③器质性脑病患者；④肝肾功能损害者 |
| 雷尼替丁 | (1)雷尼替丁可掩盖胃癌症状，胃溃疡出血患者用药前应确诊为良性溃疡后方可使用<br>(2)本品主要由肾排泄，有肾功能损害者须调整剂量。本品主要在肝脏中代谢，肝功能不全者应谨慎观察使用<br>(3)出血停止后可改用口服制剂维持治疗<br>(4)偶有快速静注致心动过缓的报道，此情况通常见于有心律失常倾向因素者。对此类患者给药速度不能超过推荐用法<br>(5)偶有报道本品会加重急性卟啉症患者的病情，患过该症者应避免使用<br>(6)实验室检查，偶有 ALT、AST 和血清肌酐轻度升高 |
| 法莫替丁 | (1)应排除胃癌后才能使用。肝肾功能不全者、心脏疾病患者慎用<br>(2)应注意血常规、肝功能、肾功能检查的变化<br>(3)本品与吡咯类抗真菌药如伊曲康唑合用时应慎重用药。因为本品会降低吡咯类抗真菌药的血药浓度<br>(4)下述患者应慎重用药：①有药物过敏史的患者；②肾功能障碍者（由于会出现血中浓度蓄积，所以使用时需减少给药量或延长给药间隔）；③心脏疾病的患者；④肝功能障碍者；⑤高龄者 |

## 2. 质子泵抑制剂（表 3-34、表 3-35）

表 3-34　PPIs 常见注意事项

<table>
<tr><th>药品名称</th><th>注意事项</th></tr>
<tr><td>奥美拉唑</td><td rowspan="3">（1）急性间质性肾炎：在服用 PPIs 的患者中观察到急性间质性肾炎。急性间质性肾炎可能发生在 PPIs 治疗期间任何时候，通常由特发性超敏反应造成。如发生急性间质性肾炎，应停用<br>（2）氰钴胺 / 甲钴胺（维生素 $B_{12}$）缺乏：长期（如超过 3 年）每日接受抑酸药物治疗可能导致胃酸过低或胃酸缺乏继而引起维生素 $B_{12}$ 吸收不良。有罕见的抑酸治疗引起氰钴胺缺乏的文献报道。如果观察到氰钴胺缺乏相应的临床症状，则应考虑该诊断<br>（3）艰难梭状芽孢杆菌性腹泻：已发表的观察性研究表明，PPIs 治疗可能会增加艰难梭状芽孢杆菌性腹泻的风险，尤其是住院患者。如果腹泻不改善，应考虑该诊断。患者应根据医疗情况使用最低剂量和最短疗程的 PPIs 治疗<br>（4）骨折：多项已发表的观察性研究表明，PPIs 治疗可能增加骨质疏松相关骨折（髋骨、腕骨或脊柱）的风险。接受高剂量（定义为每日多次给药）和长期（1 年或更久）PPIs 治疗的患者，骨折风险增加。患者应根据医疗情况使用最低剂量和最短疗程的 PPIs 治疗。对于有骨质疏松相关骨折风险的患者，应根据相关治疗指南处理<br>（5）低镁血症：在接受 PPIs 治疗至少 3 个月（绝大多数治疗 1 年后）的患者中，罕见无症状和有症状的低镁血症病例报道。严重不良事件包括手足抽搐，心律失常和癫痫发作。对于大多数患者，纠正低镁血症需补镁并停用 PPIs。预期需延长 PPIs 治疗或有合并用药如地高辛或可能导致低镁血症的药物（如利尿剂），需要考虑定期监测血镁浓度</td></tr>
<tr><td>兰索拉唑</td></tr>
<tr><td>泮托拉唑</td></tr>
</table>

续表

| 药品名称 | 注意事项 |
| --- | --- |
| 雷贝拉唑 | （6）皮肤型和系统性红斑狼疮：已有服用 PPIs 的患者报道皮肤型红斑狼疮（CLE）和系统性红斑狼疮（SLE）。这些事件包括新发和既有自身免疫病的恶化。PPIs 导致的红斑狼疮病例多数为 CLE，SLE 较少。避免超说明书长期使用 PPIs。如果出现 CLE 或 SLE 的症状或体征，请停药并咨询专科医生。多数患者在 PPIs 停药后 4~12 周内好转 |
| 艾司奥美拉唑 | （7）胃底息肉：PPIs 的长期使用会导致胃底息肉的风险增加，尤其是长期使用一年以上。大多数发展为胃底息肉的 PPIs 使用者是无症状的，只是在内窥镜检查中偶然发现了有胃底息肉，应根据疾病治疗的状况使用最短的 PPIs 治疗时间<br>（8）胃恶性肿瘤：当怀疑或者确诊胃溃疡，出现报警症状（如无意识的明显消瘦、反复呕吐、吞咽困难、呕血或者黑便）时，应先排除恶性肿瘤，因为治疗可能会掩盖症状进而导致延误诊断 |
| 艾普拉唑 | （9）胃肠道感染：使用 PPIs 治疗可能会导致胃肠道感染风险轻微升高，如沙门菌和弯曲杆菌感染<br>（10）实验室检查的干扰：血清嗜铬粒蛋白 A（CgA）水平会因药物导致的胃酸降低而继发升高。CgA 水平升高会导致神经内分泌瘤的诊断性检查出现假阳性。医疗人员在评估血 CgA 水平前应暂停 PPIs 治疗。如果暂停后 CgA 和胃泌素水平没有恢复正常，应在停止 PPIs 治疗 14 天后复查<br>（11）服用 PPIs 以及抗生素（如阿莫西林和克拉霉素）期间或停用后的短时间，$^{13}C$ 尿素呼吸试验可能显示假阴性结果。因此，应在停止服用上述药物 4 周以后，再进行 $^{13}C$ 尿素呼吸试验检测幽门螺杆菌的根除效果 |

表 3-35　PPIs 特殊注意事项

| 药品名称 | 注意事项 |
| --- | --- |
| 奥美拉唑 | （1）萎缩性胃炎：长期接受奥美拉唑治疗的患者，胃体病理活检时偶见萎缩性胃炎<br>（2）片剂和胶囊剂含蔗糖，果糖不耐受、葡萄糖－半乳糖吸收不良或蔗糖酶－异麦芽糖酶缺乏等罕见遗传疾病的患者不应服用<br>（3）对于长期服用本品的患者，特别是使用 1 年以上者，应定期进行监测<br>（4）长期反复出现消化不良和胃灼热症状的患者应定期就诊<br>（5）患者如果出现以下情况，应咨询医生：既往患有胃溃疡或胃肠道手术史；因消化不良或胃灼热连续治疗 4 周以上；患有黄疸或重度肝病；年龄在 55 岁以上且出现新的或最近有症状变化<br>（6）对驾驶和机械操作能力的影响：本品基本不影响驾驶或机械操作能力。可能会出现药物不良反应如头晕和视觉障碍。如果受到影响，患者不应驾驶或操作机械。曾有服用奥美拉唑而导致视力障碍的报告<br>（7）本品抑制胃酸分泌的作用强，时间长，故应用本品时不宜同时再服用其他抗酸剂或抑酸剂。为防止抑酸过度，在一般消化性溃疡等病，不建议大剂量长期应用（Zollinger-Ellison 综合征患者除外）<br>（8）因本品能显著升高胃内 pH 值，可能影响其他药物（如酮康唑、依曲康唑、阿扎那韦、铁盐和地高辛）的吸收 |
| 兰索拉唑 | （1）维持治疗仅限于反复发作及复发性反流性食管炎，对于胃、十二指肠溃疡患者，由于缺乏长期使用经验，因此不建议使用兰索拉唑进行维持治疗<br>（2）对于长期服用本品的患者，特别是使用 1 年以上者，应定期进行监测 |

续表

| 药品名称 | 注意事项 |
|---|---|
| 泮托拉唑 | (1)由于胃食管反流病的特点，可能需要长期使用泮托拉唑。在啮齿类动物的长期研究中，泮托拉唑具有致癌性，可导致罕见性胃肠道肿瘤。尚不能确定这些发现与人类发生肿瘤的关联性<br>(2)过敏及严重皮肤反应：泮托拉唑静脉给药可引起过敏及其他严重反应，已有文献报道多形性红斑、史-约综合征（Stevens-Johnson syndrom，SJS）和中毒性表皮坏死松解症（TEN），需要紧急治疗<br>(3)注射部位的反应：静脉注射泮托拉唑可能引起血栓性静脉炎<br>(4)缺锌加重的可能：注射用泮托拉唑钠含乙二胺四乙酸二钠（EDTA 盐），它是包括锌在内的金属离子的螯合剂，因此，在注射泮托拉唑钠治疗过程中，考虑给易发生缺锌的患者补锌。在静脉注射其他含 EDTA 产品时，也需注意<br>(5)对于长期服用本品的患者，特别是使用 1 年以上者，应定期进行监测 |
| 雷贝拉唑 | (1)不宜用于胃溃疡、十二指肠溃疡、吻合口溃疡的维持治疗。对于反流性食管炎的维持治疗，只适用于复发性和顽固性病例，对无需进行维持治疗的患者应避免使用<br>(2)临床使用本品期间应注意监测甲状腺功能 |
| 艾司奥美拉唑 | (1)萎缩性胃炎：长期接受奥美拉唑治疗的患者，胃体病理活检时偶见萎缩性胃炎<br>(2)片剂和胶囊剂含蔗糖，果糖不耐受、葡萄糖-半乳糖吸收不良或蔗糖酶-异麦芽糖酶缺乏等罕见遗传疾病的患者不应服用<br>(3)对于长期服用本品的患者，特别是使用 1 年以上者，应定期进行监测<br>(4)因本品能显著升高胃内 pH 值，可能影响其他药物（如酮康唑、依曲康唑、阿扎那韦、铁盐和地高辛）的吸收 |

续表

| 药品名称 | 注意事项 |
| --- | --- |
| 艾普拉唑 | （1）仅供静脉滴注，禁止肌内注射<br>（2）本品抑制胃酸分泌的作用强，时间长，故应用本品时不宜同时再服用其他抗酸剂或抑酸剂。为防止抑酸过度，在一般消化性溃疡等病，不建议大剂量长期应用（Zollinger–Ellison 综合征患者除外）<br>（3）因本品能显著升高胃内 pH 值，可能影响其他药物（如酮康唑、依曲康唑、阿扎那韦、铁盐和地高辛）的吸收 |

## 3. 钾离子竞争性酸阻滞剂（表 3–36）

表 3–36　P-CAB 用药注意事项

| 药品名称 | 注意事项 |
| --- | --- |
| 伏诺拉生 | （1）临床试验中已经报道肝功能异常（包括肝损伤）。上市后也已收到了此类报道，其中许多发生在治疗开始后不久。应进行密切观察，如有肝功能异常证据或出现提示肝功能不全的体征或症状，应采取包括停药在内的适当措施<br>（2）伏诺拉生会导致胃内 pH 升高，因此不建议本品与吸收依赖于胃内 pH 的药物同服<br>（3）服用本品有可能掩盖胃恶性肿瘤的症状，开始使用本品前应先排除恶性肿瘤的可能<br>（4）多项国外开展的观察性研究（主要涉及住院患者）报道在接受 PPIs 治疗的患者中，艰难梭菌所引起的胃肠道感染风险增加。伪膜性结肠炎可能是根除幽门螺杆菌时合并使用了抗生素。如果出现异常疼痛或频繁腹泻，应采取包括停药在内的适当措施 |

续表

| 药品名称 | 注意事项 |
| --- | --- |
| 伏诺拉生 | （5）国外开展的几项观察性研究报道，PPIs 治疗期间骨质疏松相关性髋关节、腕关节或脊柱骨折的风险增加。接受高剂量或长期（≥1年）治疗的患者骨折风险增加更为明显<br>（6）治疗时应密切观察疾病进程，并根据疾病情况使用最低必要治疗剂量<br>（7）肾脏疾病患者和肝脏疾病患者慎用伏诺拉生，因为伏诺拉生的代谢和排泄可能会延迟，从而导致血液中伏诺拉生浓度升高<br>（8）已有研究报道，长期给予本品期间曾观察到良性胃息肉 |
| 替戈拉生 | （1）长期（如3年以上）服用胃酸抑制剂导致胃酸减少或缺乏，可能引起维生素 $B_{12}$ 吸收障碍。已有文献报道，长期服用胃酸抑制剂与维生素 $B_{12}$ 缺乏有关<br>（2）在接受至少3个月以及绝大多数在接受一年 PPIs 治疗的患者中，极少有无症状和伴有症状的低镁血症病例报道。上述严重不良反应包括手足抽搐，心律不齐和癫痫发作。对于绝大多数患者，纠正低镁血症，需补镁治疗及停用 PPIs。预期需延长 PPIs 治疗或合并用药如地高辛或能导致低镁血症（如利尿剂）的药物，医学专业人士可考虑在开始 PPIs 治疗前及定期监测血镁浓度<br>（3）胃酸抑制剂可引起高胃泌素血症。持续、显著的胃泌素血症可能导致肠嗜铬细胞生长，促进类癌和神经内分泌肿瘤的发生替戈拉生临床试验中观察到胃泌素升高，长期影响尚不确定<br>其余同伏诺拉生 |
| 凯普拉生 | 同替戈拉生 |

#### 4. 抗酸剂（表 3-37）

表 3-37　抗酸剂用药注意事项

| 药品名称 | 注意事项 |
| --- | --- |
| 氢氧化铝 | （1）妊娠期头三个月、肾功能不全者、长期便秘者慎用<br>（2）因本品能妨碍磷的吸收，故不宜长期大剂量使用。低磷血症（如吸收不良综合征）患者慎用<br>（3）前列腺肥大、青光眼、高血压、心脏病、胃肠道阻塞性疾病、甲状腺功能亢进、溃疡性结肠炎等患者慎用 |
| 铝碳酸镁 | （1）肾功能不全者（肌酐清除率为 30~80ml/min）、高镁血症、高钙血症者及严重心功能不全者慎用<br>（2）妊娠期妇女如使用本品后发生腹泻，易增加流产、早产的风险。妊娠期头 3 个月慎用。妊娠 3 个月以上应咨询医生<br>（3）急腹症患者应在医师指导下使用<br>（4）低磷饮食患者应在医师指导下使用<br>（5）糖尿病患者应在医师指导下使用 |
| 碳酸钙 | （1）上述适应证常见于烟酒、食物刺激；不规则饮食及精神紧张引起的消化不良症状，以区别于其他疾病<br>（2）不作为补钙剂使用<br>（3）心肾功能不全者慎用<br>（4）糖尿病患者使用时应注意<br>（5）服用洋地黄类药物时禁用本品<br>（6）服用本品后 1~2 小时内避免服用其他药物 |

### 5. 胃黏膜保护剂（表 3–38）

表 3-38　胃黏膜保护剂用药注意事项

| 药品名称 | 注意事项 |
| --- | --- |
| 枸橼酸铋钾 | 服用期间不得服用其他铋剂，且不宜大剂量长期服用 |
| 硫糖铝 | （1）不宜和 $H_2$ 受体拮抗剂合用<br>（2）肝肾功能不全者慎用或不用<br>（3）甲状腺功能亢进、营养不良性佝偻患者、磷酸盐过少的患者，不宜长期服用 |
| 磷酸铝 | 患有慢性肾功能不全合并高磷血症者慎用或遵医嘱 |
| 替普瑞酮 | 在服用前从包装中取出胶囊服用，避免误吞食铝塑泡罩板 |
| 吉法酯 | 有前列腺素类药品禁忌者如青光眼患者慎用 |
| 瑞巴派特 | 尚不明确 |

## 三、不合理用药

### 1. 不考虑整个机体状况

如 $H_2$ 受体拮抗剂吸收至体内后，分布在包括脑脊液在内的大部分组织中，当肝功能衰竭时，西咪替丁在脑脊液中的含量增多，使中枢神经系统副作用的危险性增大。西咪替丁和雷尼替丁对肌酐从肾小管的分泌有竞争作用，可致血清肌酐水平轻度升高。又由于 $H_2$ 受体拮抗剂主要从肾脏排泄，故肾功能显著损害患者应慎用或减小剂量，使用的剂量应当减少30%~50%。若用药时不考虑整个机体状况，则可导致一些不良反应及后果。

**2. 遴选药物和剂量不适宜**

遴选药物和给药剂量上会出现不合理的可能性。老年患者与患有其他基础疾病的患者在遴选药物和使用剂量上受到限制。同时老年患者因为基础疾病多，合并用药品种多，在治疗中受疾病间、药物间相互作用的影响比较大，因此在合并使用某些药物时不推荐使用不良反应和药物相互作用比较多的奥美拉唑、兰索拉唑，同时应避免出现重复用药的情况；重症监护或者有意识障碍的患者鼻饲给药时不应选用肠溶片；心脑血管疾病患者出现慢性浅表性胃炎反流时，因为抑酸类药物和降压类药物之间存在一些不良反应，应使用其他的促进胃肠动力药物进行替代。

**3. 剂型或给药途径不适宜**

如PPIs只有在口服疗法不适用或合并多种高危因素需立即升高胃内pH值时方可短期选择静脉给药，对于择期且合并应激性黏膜病变高危因素的手术患者可在术前口服PPIs以提高胃内pH值。另外，由于生产企业在制备工艺和技术上的差别，并非所有PPIs注射剂都适合静脉注射或静脉滴注，如奥美拉唑有静脉滴注和静脉注射两种剂型，静脉滴注剂型因为添加有EDTA，如将其用于静脉注射，有可能会因药液 pH 值过高而导致局部刺激的发生，应避免混用。择期手术围术期多选择静脉给药，给药途径存在未按照说明书使用的现象，存在给药起点过高和过度使用的问题。

**4. 溶媒选择不适宜和疗程过长**

静脉给药常伴随溶媒选择不合理和给药疗程不合理的问题。PPIs 的稳定性易受溶液 pH 值影响，应按照说明书的要求使用溶剂，避免与葡萄糖注射液和葡萄糖氯化钠注射液等偏酸性溶液配伍使用。多数 PPIs 品种在用于治疗胃酸相关消化系统疾病时，其静脉给药疗程一般不超过 7 天，但在实际静脉给药过程中往往存在疗程过长的情况。

**5. 无适应证用药**

如 PPIs 适应证为胃酸相关消化性疾病，在临床中，存在无其他危险因素时合并使用 NSAIDs、糖皮质激素，或者尚未有明确诊断的情况下即经验性使用 PPIs 的现象，包括出现恶心、呕吐、腹胀等胃部不适均不是治疗用 PPIs 的明确给药指征。围手术期使用 PPIs 只能用于可能发生应激性黏膜病变的高危患者，对于手术创伤小、时间短、术后应激性黏膜病变风险低的患者不必常规预防使用，但常存在过度预防的现象。骨内固定物的取出、甲状腺切除、体表肿物切除、腹股沟疝等大多数手术时间均少于 3 小时，且术后无需禁食，不是 PPIs 用药指征，这类手术患者本无需使用PPIs，但常存在无指征用药的情况。虽然临床上会使用PPIs预防围手术期胃酸误吸入性肺炎，但是目前并没有足够证据表明麻醉前使用PPIs可以降低反流误吸的发生率，不建议常规使用PPIs来预防胃酸吸入性肺炎。

**6. 不合理配伍**

在实际治疗消化性溃疡时，如药物种类的搭配选择不当，则可能引发多种不良事件。其一是药物间的拮抗作用，这种不良反应会使药物的整体疗效降低，如山莨菪碱片和莫沙必利搭配、碳酸氢钠和胃蛋白酶口服液搭配等。其二是药物不良反应增加，如阿米卡星联合西咪替丁使用时，就会产生加重不良反应的问题，同时还会过度抑制多巴胺受体功能。其三是降低药物的黏膜吸收率，如西咪替丁如联合碳酸氢钠同时口服，就会使两种药物的吸收率大幅下降，从而造成药效发挥不完全的情况。其四是影响药物代谢功能，造成代谢负担，使得肝脏、肾脏代谢负担增加，严重时可造成代谢毒物的累积。正确应用时应明确每种药物的药代动力学数据，根据有效成分的半衰期选择合理的时间间隔服用。

# 第六节　药物相互作用

消化性溃疡治疗用药可能因改变胃内 pH 而影响其他药物的吸收和（或）溶解，或通过 CYP450 酶代谢产生相互作用。各类药物可能发生的相互作用见表 3-39 至表 3-44。

## 一、$H_2$ 受体拮抗剂

表 3-39　$H_2$ 受体拮抗剂可能发生的相互作用

| 药品名称 | 风险点 | 风险管理措施 |
| --- | --- | --- |
| 西咪替丁 | 与抑酸药合用，对十二指肠溃疡有协同缓解疼痛之效，但西咪替丁的吸收可能减少，故一般不提倡 | 如必须与抑酸药合用，两者应至少相隔 1 小时服 |
| | 甲氧氯普胺与本品同时服用，可使本品的血药浓度降低 | 本品的剂量需适当增加 |
| | 与华法林及其他香豆素类抗凝血药合用时，凝血酶原时间可进一步延长 | 密切注意病情变化，并调整抗凝血药用量 |
| | 与苯妥英钠或其他乙内酰脲类合用，可能使后者的血药浓度增高，导致苯妥英钠中毒 | 必须合用时，应在 5 天后测定苯妥英钠血药浓度以便调整剂量，并注意定期复查外周血象 |
| | 与普萘洛尔、美托洛尔、甲硝唑合用时，血药浓度可能增高 | |

续表

| 药品名称 | 风险点 | 风险管理措施 |
| --- | --- | --- |
| 西咪替丁 | 与茶碱、咖啡因、氨茶碱等黄嘌呤类药合用时，肝代谢降低，可导致清除延缓，血药浓度升高，可能发生中毒反应 | |
| | 本品可使维拉帕米（异搏定）的绝对生物利用度由26.3%±16.8%提高到49.3%±23.6%，维拉帕米可发生少见但很严重的副作用 | 注意监测 |
| | 本品可抑制奎尼丁代谢，患者同时服用地高辛和奎尼丁时，不宜再用本品。因为奎尼丁可将地高辛从其结合部位置换出来，结果奎尼丁和地高辛的血药浓度均升高 | 此时应对血药浓度进行监测 |
| | 与阿片类药物合用，有报道在慢性肾衰竭患者身上可产生呼吸抑制、精神错乱、定向力丧失等不良反应 | 对此类患者应减少阿片类制剂的用量 |
| | 由于本品使胃液pH值升高，与四环素合用时，可致四环素的溶解速率下降、吸收减少、作用减弱（但本品的肝药酶抑制作用却可能增加四环素的血药浓度）；若与阿司匹林合用，则出现相反的结果，可使阿司匹林的作用增强。胃液pH的改变可导致药物吸收增加（如阿扎那韦），或者吸收减少（如某些唑类抗真菌药，如酮康唑、伊曲康唑和泊沙康唑） | |

续表

| 药品名称 | 风险点 | 风险管理措施 |
|---|---|---|
| 西咪替丁 | 与酮康唑合用可干扰后者的吸收，降低其抗真菌活性 | 同服一些酸性饮料可避免 |
| | 与卡托普利合用有可能引起精神症状 | 注意监测 |
| | 与氨基糖苷类合用时可能导致呼吸抑制或呼吸停止 | 注意监测 |
| 雷尼替丁 | 与普鲁卡因胺并用，可使普鲁卡因胺的清除率降低 | |
| | 与普萘洛尔、利多卡因等代谢受肝血流量影响大的药物合用时，可延缓这些药物的作用 | |
| 法莫替丁 | 丙磺舒会抑制法莫替丁从肾小管的排泄 | |

## 二、质子泵抑制剂

质子泵抑制剂不应与其他抑酸剂联合使用。警惕质子泵抑制剂与其他药物合并使用引起的不良反应。质子泵抑制剂主要经过CYP2C19和CYP3A4代谢（表3–40），与其他经CYP2C19和CYP3A4代谢的药物或者酶诱导剂、酶抑制剂或底物合用可能会产生相互作用（表3–41），如华法林、地西泮、苯妥英、茶碱、地高辛、卡马西平、氯吡格雷、硝苯地平、利巴韦林、甲氨蝶呤、HIV蛋白酶抑制剂、伏立康唑和他克莫司等。

表 3-40 质子泵抑制剂的代谢途径

| 代谢途径 | 奥美拉唑 | 兰索拉唑 | 泮托拉唑 | 雷贝拉唑* | 艾司奥美拉唑 | 艾普拉唑 |
|---|---|---|---|---|---|---|
| 主要 | CYP2C19 | CYP3A4 | CYP2C19 | CYP2C19 | CYP2C19 | CYP3A4 |
| 次要 | CYP3A4 | CYP2C19 | CYP3A4 | CYP3A4 | CYP3A4 | |

注：* 部分经磺基转移酶代谢

质子泵抑制剂可改变胃内 pH 而影响其他药物的吸收和（或）溶解，如酮康唑、伊曲康唑、卡培他滨等。如必须联合使用，宜选择相互作用最小的品种，密切监测临床疗效和不良反应，及时调整用药剂量和疗程。

## （一）与 PPIs 联用 / 合用均存在风险

### 1. 合用甲氨蝶呤

PPIs 和甲氨蝶呤（主要是高剂量，参见甲氨蝶呤说明书）合并使用可能会增加甲氨蝶呤和（或）其代谢产物的血药浓度，并延长其持续时间，可能导致甲氨蝶呤中毒。部分患者在使用高剂量甲氨蝶呤时需考虑暂停使用 PPIs，或使用 $H_2$ 受体拮抗剂替代治疗。

### 2. 合用酪氨酸激酶抑制剂（TKIs）

部分 TKIs 的溶解呈 pH 依赖性，与 PPIs 合用可能导致吸收减少，生物利用度降低 35%~47%，建议吉非替尼、达沙替尼、厄洛替尼尽量避免与 PPIs 合用。

### 3. 合用华法林

不同的 PPIs 对 CYP2C19 有不同程度的抑制作用，且 CYP2C19 同时参与 PPIs（艾普拉唑除外）和华法林的代谢，因此 PPIs 可能会干扰华法林的代谢，增强其抗凝效果和出血风险。PPIs 与华法林合用时注意监测 INR 和凝血酶原时间。

### 4. 合用吗替麦考酚酯

PPIs 增加胃内 pH 值，降低吗替麦考酚酯的吸收和生物利用度，可能导致急性排斥反应的发生。PPIs 与吗替麦考酚酯合用时应谨慎，可使用肠溶剂型的吗替麦考酚酯，以减少 PPIs 对其吸收的影响。

### 5. 合用阿扎那韦

不建议 PPIs 与阿扎那韦联合使用。如果不可避免联合使用，则建议进行密切的临床监测（如病毒载量），同时将阿扎那韦的剂量增加至 400mg，加入 100mg 利托那韦，奥美拉唑剂量不应超过 20mg。

### 6. 根除幽门螺杆菌三联疗法

当用于根除幽门螺杆菌的治疗时，应考虑三联疗法中所有成分间可能的药物相互作用。

## （二）与奥美拉唑、兰索拉唑、艾司奥美拉唑联用 / 合用存在风险

### 1. 联用氯吡格雷

应避免奥美拉唑等药物与氯吡格雷联合使用。氯

吡格雷是一种前体药物，其活性代谢产物抑制血小板聚集。与奥美拉唑等药物联合用药时，后者抑制CYP2C19活性，可影响氯吡格雷代谢为活性代谢产物。联合使用氯吡格雷和80mg奥美拉唑可降低氯吡格雷的药理活性，即使两者相隔12小时给药。当使用本品时，应考虑使用其他药物进行抗血小板治疗。

**2. 合用贯叶连翘或利福平**

诱导CYP2C19或CYP3A4的药物可显著降低奥美拉唑等药物的血药浓度。应避免本品与贯叶连翘或利福平合用。

**3. 合用西洛他唑**

奥美拉唑抑制CYP2C19活性，导致西洛他唑及其活性代谢产物（3,4–二氢–西洛他唑）AUC分别增加26%和69%。西洛他唑与奥美拉唑合用时，西洛他唑的剂量应降为每次50mg，每日2次。

**4. 合用西酞普兰或艾司西酞普兰**

奥美拉唑和艾司奥美拉唑均可抑制CYP2C19活性，导致西酞普兰血药浓度分别增加35.3%和32.8%，艾司西酞普兰血药浓度分别增加93.9%和81.8%。

与奥美拉唑或艾司奥美拉唑合用时，西酞普兰的最大剂量为20mg/d，艾司西酞普兰应减量50%。

表 3-41　其他可能与 PPIs 发生相互作用的药物及用药建议

| 风险点 | 药品名称 | 风险管控措施 | | | | | |
|---|---|---|---|---|---|---|---|
| | | 奥美拉唑 | 兰索拉唑 | 泮托拉唑 | 雷贝拉唑 | 艾司奥美拉唑 | 艾普拉唑 |
| PPIs 抑制胃酸分泌，药物吸收增加 | 地高辛 | 注意监测地高辛浓度 | 注意监测地高辛浓度 | NA | NA | 注意监测地高辛浓度 | NA |
| | 硝苯地平 | 有相互作用，但无临床意义 | NA | – | 注意监测是否需调整硝苯地平剂量 | NA | NA |
| PPIs 抑制胃酸分泌，药物吸收降低 | 酮康唑 | 避免合用，注意监测，必要时调整酮康唑 / 伊曲康唑剂量，或使用酸性饮料（如可乐）送服，增加药物吸收 | | | | | |
| | 伊曲康唑 | | | | | | |
| | 伏立康唑 | | | | | | |
| | 阿扎那韦 | 避免合用 | 禁止合用 | 不建议合用 | 不建议合用 | 不建议合用 | NA |

续表

| 风险点 | 药品名称 | 风险管控措施 | | | | | |
| --- | --- | --- | --- | --- | --- | --- | --- |
| | | 奥美拉唑 | 兰索拉唑 | 泮托拉唑 | 雷贝拉唑 | 艾司奥美拉唑 | 艾普拉唑 |
| PPIs 抑制胃酸分泌，药物吸收降低，同时抑制 CYP2C19，影响其他药物代谢 | 奈非那韦 | 禁止合用 | 避免合用 | 不建议合用 | 避免合用 | 不建议合用 | NA |
| PPIs 抑制 CYP2C19，影响其他药物代谢 | 地西泮 | 相互作用可能不具临床意义 | – | – | – | 注意监测是否需调整地西泮剂量 | 无明显影响 |
| | 苯妥英 | 监测苯妥英血药浓度 | 监测苯妥英血药浓度 | – | – | 监测苯妥英血药浓度 | 无明显影响 |
| | 华法林 | 监测 INR 和凝血酶原时间 | 监测 INR 和凝血酶原时间 | 监测 INR 和凝血酶原时间 | NA | 监测 INR 和凝血酶原时间 | – |

续表

| 风险点 | 药品名称 | 风险管控措施 | | | | | |
|---|---|---|---|---|---|---|---|
| | | 奥美拉唑 | 兰索拉唑 | 泮托拉唑 | 雷贝拉唑 | 艾司奥美拉唑 | 艾普拉唑 |
| PPIs 通过 CYP3A4 代谢，竞争性抑制他克莫司代谢 | 他克莫司 | 监测他克莫司血药浓度 | 监测他克莫司血药浓度 | – | – | 监测他克莫司血药浓度 | 无明显影响 |
| CYP3A4/2C19 抑制药，影响 PPIs 的代谢 | 克拉霉素 | 卓–艾综合征、重度肝功能不全或长期治疗时可能需调整奥美拉唑剂量 | NA | NA | NA | 卓–艾综合征、重度肝功能不全或长期治疗时可能需调整奥美拉唑剂量 | NA |
| | 伏立康唑 | | | | | | |
| CYP3A4/2C19 诱导药，影响 PPIs 的代谢 | 利福平 | 避免合用 | 避免合用 | NA | NA | 避免合用 | NA |
| | 贯叶连翘 | | | | | | |

续表

| 风险点 | 药品名称 | 风险管控措施 | | | | | |
|---|---|---|---|---|---|---|---|
| | | 奥美拉唑 | 兰索拉唑 | 泮托拉唑 | 雷贝拉唑 | 艾司奥美拉唑 | 艾普拉唑 |
| 不明 | 沙奎那韦 | 沙奎那韦需减量 | NA | NA | NA | 沙奎那韦需减量 | NA |
| | 利匹韦林 | 禁止合用 | 禁止合用 | NA | 禁止合用 | NA | NA |
| | 硫糖铝 | 使用 PPIs 半小时后服用 | 使用 PPIs 半小时后服用 | NA | NA | 使用 PPIs 半小时后服用 | NA |
| | 对乙酰氨基酚 | 慎用 | 慎用 | NA | NA | 慎用 | NA |

注：NA，未有相关研究；“–”，无相互作用

# 三、钾离子竞争性酸阻滞剂（表 3-42）

表 3-42　钾离子竞争性酸阻滞剂可能发生的相互作用

| 药品名称 | 风险点 | 风险管理措施 |
| --- | --- | --- |
| 伏诺拉生 | P-CAB 会导致胃内 pH 升高，对于胃内 pH 是口服生物利用度重要决定因素的药物可能影响其吸收 | 不应与阿扎那韦、利匹韦林同服，应谨慎与奈非那韦、伊曲康唑、酪氨酸激酶抑制剂（吉非替尼、尼洛替尼、厄洛替尼）同服，这些药物的作用可能减弱<br>应谨慎与地高辛、甲基地高辛同服，这些药物的作用可能会增强 |
| 替戈拉生 | 主要通过肝脏药物代谢酶 CYP3A4 进行代谢，部分通过 CYP2B6、CYP2C19 和 CYP2D6 代谢 | 伏诺拉生应谨慎与 CYP3A4 抑制剂克拉霉素同服，伏诺拉生的血药浓度可能会升高 |
| 凯普拉生 | 主要通过肝脏药物代谢酶 CYP3A4 进行代谢 | 与 CYP3A4 抑制剂或诱导剂同服需谨慎 |

## 四、抗酸剂（表 3-43）

表 3-43　抗酸剂可能发生的相互作用

| 药品名称 | 风险点 | 风险管理措施 |
| --- | --- | --- |
| 氢氧化铝 | 氢氧化铝可与其他药物结合而降低吸收，影响疗效 | 服药后一小时内应避免服用其他药物 |
| | 与肠溶片同服，可使肠溶片加快溶解 | 避免同用 |
| 铝碳酸镁 | 服用本品后由于铝在胃肠存在而与其他药物结合可能影响其他药物的吸收及摄取，故不能同时与某些药物服用，如糖苷类、四环素类、铁制剂、地高辛、脱氧胆酸、法莫替丁、雷尼替丁、西咪替丁、香豆素衍化物和喹诺酮类衍生物等 | 提前或推后 1~2 小时服用 |
| | 铝剂可吸附胆盐而减少脂溶性维生素的吸收，特别是维生素 A | |
| | 与苯二氮䓬类合用时吸收率降低 | |
| | 与异烟肼类合用时后者吸收可能延迟与减少，与左旋多巴合用时吸收可能增加 | |
| | | 通常建议服用铝碳酸镁时，至少应提前或推后 1~2 小时方可服用酸性食物 |
| 碳酸钙 | 与含铝的抗酸药同用，则铝的吸收增多 | |

## 五、胃黏膜保护剂（表3-44）

表3-44 胃黏膜保护剂可能发生的相互作用

| 药品名称 | 风险点 | 风险管理措施 |
|---|---|---|
| 枸橼酸铋钾 | 牛奶和抗酸药可干扰本品的作用，与四环素同服会影响后者吸收 | 避免同时服用 |
| 硫糖铝 | 与四环素、苯妥英、地高辛、华法林、西咪替丁、喹诺酮类同时服用，可干扰和影响这些药物的吸收 | 间隔2小时服用 |
| | 与多酶片合用时，两药的疗效均降低 | 避免合用 |
| 磷酸铝 | 可能会延缓或降低呋塞米、四环素、地高辛、异烟肼、抗胆碱药及吲哚美辛的吸收 | 间隔一定时间服用 |
| 替普瑞酮 | 替普瑞酮可能抑制肝脏CYP2C19 | |
| | 替普瑞酮可能具有轻度诱导肝肠CYP3A的作用 | 临床口服替普瑞酮胶囊同时联用其他通过CYP3A代谢的药物时，需注意是否对后者的疗效产生影响 |
| 吉法酯 | 尚不明确 | |
| 瑞巴派特 | 尚不明确 | |

# 4 第四章 特殊患者用药管理

# 第一节 儿童用药管理

儿童时期消化性溃疡发生率虽低于成人，但表现却有明显差异，可分为4种类型：

（1）婴儿型：婴儿型溃疡系急性溃疡，发生于新生儿和两岁以下的婴儿，多由于小婴幼儿（6个月以前）食管下抗反流屏障（食管下端括约肌，LES）未发育完善，胃内容物（如十二指肠反流入胃的胆盐和胰酶、胃酸等）反流入食管长期对黏膜侵蚀形成溃疡。表现主要为反复呕吐、溢乳、反酸、嗳气、胃灼热、胸骨后痛、吞咽困难、声音嘶哑，呕血、黑便甚至梗阻及穿孔。以十二指肠溃疡较胃溃疡多见，这种溃疡或是迅速愈合，或是发生穿孔出血甚至死亡。

（2）继发型：此型溃疡的发生与一些严重的系统性疾病，如脓毒病、中枢神经系统疾病、严重烧伤和皮质类固醇的应用有关。还可发生于先天性幽门狭窄、肝脏疾病、心脏外科手术以后，在胃和十二指肠的发生频率基本相当，可见于任何年龄和性别的儿童。

（3）慢性型：主要发生于学龄儿童。随着年龄的增长，溃疡的表现愈与成年人相近。但在幼儿，疼痛比较弥散，多在脐周，与进食无关。常出现呕吐，可能是由于十二指肠较小，容易因水肿和痉挛而出现梗阻的缘故。至青少年才呈现典型的局限于上腹部的节律性疼痛。十二指肠溃疡较胃溃疡多，男孩较女孩多。此型溃疡的发病与成年人溃疡病的基本原因相同。

（4）并发于内分泌腺瘤的溃疡：此型溃疡在儿童中发生率较低，多并发于胃泌素瘤和多发性内分泌腺瘤病Ⅰ型。无论何种类型溃疡其主要治疗原则均以缓解和消除症状，促进溃疡愈合、防止复发、防止并发症，预防复发为主。治疗重点在于削弱各种损害因子对胃及十二指肠黏膜的损害，提高防御因子增强对黏膜的保护，主要包括消除病因，降低胃酸、保护胃黏膜、根除HP等方面，涉及治疗药物主要包括抑酸（或抗酸）与黏膜保护等相关药物。

由于儿童处于生长发育阶段，肝肾等主要脏器发育尚不完全，药物代谢以及对主要脏器短期和中长期的影响都有别于成人，国内外众多临床研究、临床诊疗指南等就儿童人群消化性溃疡相关治疗用药都更加细化谨慎：如 $H_2$ 受体拮抗剂中西咪替丁、雷尼替丁、法莫替丁等有条件的推荐，而尼扎替丁、罗沙替丁、拉呋替丁在儿童患者较少推荐应用，更多强调注意其使用的风险管控。质子泵抑制剂（PPIs）类药物儿童使用在品种剂型、适用年龄、适应证以及用法用量等多个环节都有比较大的差异。抗酸剂和胃黏膜保护剂在儿童消化性溃疡患者中也有一定程度使用，但新近上市的相关药物如替普瑞酮、吉法酯、瑞巴派特等对儿童患者缺乏临床研究资料也无高质量循证支持。常见药品的应用风险及管控见表4-1。

表4-1 消化性溃疡治疗用药在儿童患者中的风险管控

| 药品名称 | 风险描述 | 风险管控措施 |
| --- | --- | --- |
| $H_2$受体拮抗剂 | | |
| 西咪替丁 | ①用药前须明确排除恶性肿瘤的可能<br>②本品有诱发或加重急性胰腺炎及严重肾功能不全的风险<br>③突然停药可能出现反跳性高酸综合征<br>④本品可透过血–脑屏障，致咖啡因过量导致急性毒性<br>⑤本品长期应用有诱发或加重慢性炎症性疾病如系统性红斑狼疮（SLE），骨髓毒性的可能<br>⑥药物过量时常见呼吸短促、呼吸困难、心动过速等危及生命 | ①用药前有呕血、黑便等消化道溃疡报警信号者应筛查除外黏膜性病变与恶性肿瘤病变可能<br>②用药期间监测肝、肾功能，胰酶、淀粉酶及血常规，监测胃液pH值、大便隐血<br>③有或潜在急性胰腺炎及严重肾功能不全的患儿禁用<br>④完成治疗疗程停药需逐渐减量直至停药<br>⑤用药期间禁用咖啡因及含咖啡因的饮料<br>⑥有或潜在慢性炎症，SLE、器质性脑病患儿禁用<br>⑦使用本品如出现药物过量体征应立即停药，及时清除胃肠道内未吸收的药物，及时评估必要时并给予生命救护支持与监护 |

续表

| 药品名称 | 风险描述 | 风险管控措施 |
| --- | --- | --- |
| 雷尼替丁 | ①国内资料建议 8 岁以下儿童禁用本品，但国外有 8 岁以下儿童的用法用量推荐<br>②临床有本品与华法林合用导致凝血酶原时间改变，从而导致增加出血性疾病发生<br>③长期用药可致维生素 $B_{12}$ 缺乏症<br>④有口服过量引起快速吸收出现类似临床应用时不良反应的报道，有步态异常与低血压的报道 | ①建议 8 岁以下儿童禁用<br>②本品禁与华法林联用或在使用华法林等抗凝药物期间使用本品<br>③注意用药疗程，治疗期间注意监测维生素 $B_{12}$ 体内水平<br>④用药期间出现步态异常与低血压等过量反应时，应及时停药观察，若出现严重过量中毒应采取包括：催吐和（或）洗胃，出现惊厥时给予地西泮；出现心动过缓时，给予阿托品；出现室性心律失常时，给予利多卡因等对症治疗 |
| 法莫替丁 | ①使用本品诱发 Q–T 间期延长、室性心动过速（包括尖端扭转型室性心动过速）、心室纤维颤动、罕见脉率增加等心血管系统严重不良反应<br>②本品与伊曲康唑、伏立康唑等唑类抗真菌药联用显著增加后者的药物代谢转化，降低血药浓度导致治疗失败 | ①儿童患者使用本品前应全面评估禁忌证，有 Q–T 间期延长、室性心动过速、心室纤维颤动等心血管基础疾病的患儿禁用<br>②本品禁与唑类抗真菌药（如伊曲康唑、伏立康唑等）联用 |
| 尼扎替丁 | 12 岁以下儿童患者的用药安全性和有效性尚不明确 | 不推荐 12 岁以下儿童使用本品 |
| 罗沙替丁 | 国内未批准用于儿童患者，美国 FDA 批准本品可用于体重 30kg 及以下儿童，适应证包括胃及十二指肠溃疡、反流性食管炎、Zollinger–Ellison 综合征和胃黏膜病变 | 不推荐儿童用本品作为常规的抑酸治疗用药 |

续表

| 药品名称 | 风险描述 | 风险管控措施 |
| --- | --- | --- |
| 拉呋替丁 | 对低出生体重儿、新生儿、婴儿、幼儿或儿童的安全性未确定。缺乏儿童患者大样本多中心临床试验研究 | 不推荐儿童首选本品进行消化性溃疡的治疗 |
| PPIs | | |
| 奥美拉唑 | ①临床指南与欧美等批准用于1岁及以上儿童治疗GERD。美国FDA批准用于1月及以上儿童消化道溃疡治疗<br>②用于治疗儿童GERD及胃及十二指肠溃疡等疾病的疗程以4~6周为宜，最长不超过8周。用药过程中注意监控胃酸过度抑制导致感染风险，长期用药易发生肠道菌群失调及所致艰难梭菌伪膜性肠炎（CD）、萎缩性胃炎等感染性疾病，以及低镁、低钾等电解质紊乱、血清维生素 $B_{12}$ 吸收障碍<br>③奥美拉唑等PPIs药物在胃酸作用下极不稳定，婴幼儿等低龄患儿口服片剂或胶囊制剂在缺乏儿童专用制剂时存在分剂量可能严重影响疗效的情况 | ①1岁及以下儿童治疗GERD慎用。禁用于1月及以下儿童消化道溃疡治疗<br>②注意控制用药疗程不宜过长（大于8周）。用药过程中注意监控并发胃肠道感染、电解质及血清维生素 $B_{12}$<br>③对不能整粒吞服胶囊或肠溶片剂的低龄儿童，宜选用具有微囊或多单元微囊系统制剂工艺的肠溶颗粒、肠溶片或肠溶胶囊去壳，准确分取需要量的肠溶微囊颗粒伴水或果汁服用<br>④奥美拉唑静脉滴注与静脉注射两种剂型严格根据药品说明书调配使用<br>⑤用药前询问病史是否存在肝酶代谢异常遗传性疾病，对使用肝酶诱导剂或抑制剂如利福平、伏立康唑等药物治疗的患儿，避免选用奥美拉唑，宜选用受肝酶影响较小的PPIs制剂如泮托拉唑等 |

续表

| 药品名称 | 风险描述 | 风险管控措施 |
| --- | --- | --- |
| 奥美拉唑 | ④注射用奥美拉唑仅用于消化道出血、应激性黏膜病变（SRMD）等存在高风险因素或禁食、吞咽困难不宜口服的给药的患儿。静脉滴注奥美拉唑制剂，用前需加入指定的定量缓冲稀释溶媒再进一步用适宜溶媒稀释滴注。静脉注射奥美拉唑制剂，临用前以匹配的指定溶媒稀释后静脉注射，不可随意增大容量溶媒稀释<br>⑤奥美拉唑主要经 CYP 2C19 代谢酶参与代谢转化，儿童肝药酶活性大小受生长发育及药物相互干扰影响，在明确有 CYP2C19 基因异常或干扰酶活性的药物联合使用时可选择受肝酶代谢转化影响较小的其他 PPIs 制剂 | |
| 兰索拉唑 | ①兰索拉唑国内外尚未批准 1 岁以下儿童使用<br>②长期用药胃酸过度抑制可致感染，降低肠道对镁、铁及维生素 $B_{12}$ 吸收，可致低镁血症等电解质紊乱及贫血<br>③有肾炎、肾病综合征及系统性红斑狼疮的患儿，长期使用可加重或诱发急性间质性肾炎，系统性红斑狼疮 | ①禁用于 1 岁以下儿童<br>②避免长期用药，治疗中注意监测血中镁、铁、维生素 $B_{12}$ 水平<br>③有肾炎、肾病综合征及系统性红斑狼疮病史患儿禁用<br>④避免与存在药物作用药物联用<br>⑤兰索拉唑口腔崩解片应餐前 30 分钟用药 |

续表

| 药品名称 | 风险描述 | 风险管控措施 |
| --- | --- | --- |
| 兰索拉唑 | ④联合用药：兰索拉唑通过肝药酶代谢转化，与强效抑制或诱导 P450 酶活性的药物联用将产生相互干扰，常见如下：<br>a. 与甲氨蝶呤（高剂量）合用升高甲氨蝶呤及其代谢物的血药浓度<br>b. 与地高辛合用可能增加地高辛暴露量<br>c. 与他莫司合用可能增加后者的暴露量<br>d. 与华法林合用可能导致凝血异常，应监测 INR 及凝血酶原时间<br>e. 与利福平等强效 CYP2C19 或 CYP3A4 诱导剂合用可降低兰索拉唑药的暴露量<br>f. 禁与含利巴韦林、利匹韦林等抗病毒类药物的制剂合用<br>⑤兰索拉唑肠溶胶囊 / 片剂与食物同服无显著影响其吸收，但食物影响口腔崩解片吸收 | |
| 泮托拉唑 | ①国外临床研究支持 1 岁以上儿童疗程可达 8 周治疗胃食管反流病的短期治疗。国内缺乏儿童用药临床研究<br>②长期用药出现低钠、低镁、低钙、低钾血症等报道<br>③长时间用药可引起嗜铬粒蛋白 A（CgA）水平升高 | ①避免儿童用药，婴幼儿禁用<br>②避免儿童长期用药，使用中注意监测血清镁、钙、钠、钾等电解质<br>③ CgA 可作为神经内分泌肿瘤标志物筛查，使用注意监测 CgA 相关检查，检查前暂停使用本品 14 日以上 |

续表

| 药品名称 | 风险描述 | 风险管控措施 |
| --- | --- | --- |
| 雷贝拉唑 | 国内未推荐治疗儿童消化性溃疡性疾病，仅用于1岁以上儿童胃食管反流病（GERD）或反流性食管炎（RE）治疗 | 禁用于1岁以下儿童 |
| 艾司奥美拉唑 | 尚无支持儿童消化性溃疡性疾病治疗的文献及临床研究 | 儿童避免使用 |
| 艾普拉唑 | 缺乏儿童临床试验资料 | 儿童避免使用，婴幼儿禁用 |
| P-CABs | | |
| 伏诺拉生 | 该药物上市时间短，未在儿童人群开展酸相关疾病临床治疗研究 | 不支持儿童用药及推荐 |
| 替戈拉生 | 为P-CAB抑酸治疗新药，PK/PD不受进食影响。通过CYP3A4代谢（不受肝酶抑制或诱导作用影响），疗效个体差异小，在无其他适合的抑酸治疗药物可供选择的特殊患儿谨慎使用 | 尚无儿童酸相关疾病治疗的临床研究，特殊患儿用药需在经验丰富的消化科医生指导下谨慎用药 |
| 凯普拉生 | 该药上市时间短，未在儿童人群开展酸相关疾病的临床研究，缺乏儿童用药数据 | 不支持儿童用药 |
| 抗酸剂 | | |
| 氢氧化铝 | 儿童仅短期用于胃食管反流，缺乏儿童消化性溃疡疾病治疗的临床研究 | 短期用于儿童胃食管反流病症，避免用于儿童消化性溃疡治疗 |

续表

| 药品名称 | 风险描述 | 风险管控措施 |
| --- | --- | --- |
| 铝碳酸镁 | 尚无用于儿童消化性溃疡疾病治疗的临床研究资料 | 避免用于12岁以下儿童消化性溃疡治疗 |
| 碳酸钙 | 本品国内获批用于儿童缓解胃酸过多引起的上腹痛，国外资料12岁以下儿童禁用本药治疗消化性溃疡 | 不推荐用于儿童消化性溃疡等酸相关性疾病治疗 |
| 胃黏膜保护剂 | | |
| 枸橼酸铋钾 | 用于儿童胃、十二指肠溃疡治疗多推荐颗粒制剂口服，疗程2~4周，连续使用不得超过7天。一个疗程后停药4~8周评估疗效，如有必要再重复一个疗程 | 餐前30分钟或睡前服药，不得与含钙、铁制剂同服。连续疗程之间需间隔4~8周 |
| 硫糖铝 | 儿童患者用于胃食管反流病的短暂治疗。尚无推荐用于治疗儿童消化性溃疡的临床研究 | 不推荐作为儿童消化性溃疡治疗用药 |
| 磷酸铝 | 长时间用于儿童患者胃、十二指肠溃疡及反流性食管炎抗酸之治疗时，有增加高磷血症及慢性肾功能损伤风险 | 长期用药治疗时注意监测电解质与肝肾功能。禁用于高磷血症及慢性肾衰竭或肾病综合征（中末期）患儿 |
| 替普瑞酮 | 尚无儿童患者用药的临床临床研究 | 避免儿童使用 |
| 吉法酯 | 儿童使用本品的安全性及有效性尚不明确 | 不推荐儿童患者使用 |
| 瑞巴派特 | 用药过程中已发生白细胞减少、血小板减少、肝功能异常、皮肤黄染、巩膜黄染等不良反应及过敏反应 | 用药后如出现恶心、呕吐、皮肤巩膜黄染、粒细胞减少、肝功能异常等情况，需要及时停药<br>对瑞巴派特过敏患儿禁用 |

# 第二节 老年用药管理

消化性溃疡在老年患者中属多发常见疾病之一，主要表现包括中上腹反复发作性节律性疼痛以及上腹部不适等消化不良症状，病情较重者有呕血、黑便、急性穿孔等表现。其药物治疗亦主要涉及抑酸剂、抗酸剂和胃黏膜保护剂三类药物。由于老年人群肝肾功能较中青年人群有不同程度下降，对不同药物的代谢能力有明显差异，故而在应用以上药物时应注意老年人群的生理特点。消化性溃疡疾病常用药物在老年人群中的风险管控见表 4-2。

表 4-2 消化性溃疡治疗用药在老年患者中的风险管控

| 药品名称 | 风险描述 | 风险管控措施 |
|---|---|---|
| $H_2$ 受体拮抗剂 | | |
| 西咪替丁 | 老人肾功能减退，对西咪替丁清除减少减慢，可致血药浓度升高易发生毒性反应而出现眩晕、谵妄等临床症状时应慎用 | 根据老年患者年龄分布、肾功能减退情况及观察临床是否有药物过量表现（除外其他原因的眩晕、谵妄等症状）并作相应调整 |
| 雷尼替丁 | 本品不低于 50% 经肾脏排泄，老年人群肾功能有所减退，易发生蓄积 | 用药前及治疗中注意监测肝肾功能，根据肾功改变调整治疗方案，严重肾功能不全者禁用。如有预防应激性消化道出血，应测定胃酸 pH 值并保持在 4.0 以上 |

续表

| 药品名称 | 风险描述 | 风险管控措施 |
|---|---|---|
| 法莫替丁 | 本品主要经肾脏排泄，老年人群常伴有肾功能减退，易出现药物蓄积 | 用药前及治疗中监测肾功能，根据结果作相应调整，当 Ccr ≤ 60ml/min 时避免使用 |
| 尼扎替丁 | 老年人群常伴有肾功能减退，易出现药物蓄积，主要根据肾功能水平进行调整 | 用药前及使用中监测肾功能，根据结果作相应调整。给药推荐参考：（1）活动性十二指肠溃疡、良性胃溃疡及 GERD：Ccr 为 20~50ml/min 时，一次 150mg，一日 1 次；Ccr<20ml/min 时，一次 150mg，隔日 1 次。（2）十二指肠溃疡愈合后的维持治疗：Ccr 为 20~50ml/min 时，一次 150mg，隔日 1 次；Ccr <20ml/min 时，一次 150mg，每 3 日 1 次 |
| 罗沙替丁 | 老年人群常伴有肾功能减退，易出现药物蓄积。严重肾功能不全者禁用 | 注意肾功能并根据监测结果调整治疗方案 |
| 拉呋替丁 | 老年人群常伴有肾功能减退，易出现药物蓄积 | 需监测肝肾功能根据监测结果调整用法用量 |
| PPIs | | |
| 奥美拉唑 | 肝肾功能正常的老年患者与较年轻患者使用本品的安全性和有效性无差异，可参照正常用法用量给药轻至中度肝肾功能损害的老年患者适当减量。对严重肝肾功能损害老年患者避免使用 | 用药前及治疗中注意监测肝肾功能，肝肾功能轻、中度损害的老年患者适当减量。严重肾功能损害者禁用 |

续表

| 药品名称 | 风险描述 | 风险管控措施 |
| --- | --- | --- |
| 兰索拉唑 | ①老年患者从低剂量开始慎重给药<br>②本品可致严重的心血管血栓事件，如心肌梗死和中风风险增加，且该风险可随用药时间延长而逐渐增加，患有心血管基础疾病的老年患者避免使用 | ①老年患者用药注意监测肝肾功能，当伴有肾功能不全时及时减量调整<br>②有心血管基础疾病避免使用本品<br>③禁用于冠状动脉搭桥术及术后患者 |
| 泮托拉唑 | 严重肝肾功能不全的老年患者避免使用<br>长期用药影响肠道对钙、镁等吸收，加重骨质疏松，易发生骨折 | 用药期间监测肝肾功能，严重肝肾功能不全的老年患者禁用。老年人群长期用药期间应补充足量的维生素 D 和钙，注意监测血清钙、镁等变化 |
| 雷贝拉唑 | 有肝肾功能减退的患者应加强监测并及时调整方案 | 老年患者应用中注意肝肾功能监测，出现肝肾功能减退，应减量或停药 |
| 艾司奥美拉唑 | 肝肾功能无明显异常的老年人群用药无需调整剂量<br>超长时间（≥1 年）老年患者有增大胃底腺息肉及低钙、低镁血症等电解质紊乱 | 老年人长期或高剂量使用引起胃底腺息肉及低钙、低镁等电解质紊乱，用药中注意监测血钙、血镁等电解质水平<br>老年患者慢病多，合并与长期服药的病史较普遍，尽量控制在最小剂量和最短治疗时间内使用 |
| 艾普拉唑 | 肝肾功能无明显异常的老年患者无特殊调整<br>随着年龄增长（>65 岁）胃酸分泌能力和其他生理功能均降低，应注意适量减低剂量谨慎使用严密观察 | 老年患者避免长期或高剂量使用，使用中注意监测血钙、血镁等指标 |

续表

| 药品名称 | 风险描述 | 风险管控措施 |
| --- | --- | --- |
| P-CABs | | |
| 伏诺拉生 | ①患有慢性病及肿瘤等多发基础疾病的老年患者，用本品可能掩盖消化道肿瘤症状<br>②用药过程中易发生疼痛或频繁腹泻、肝功能异常等 | ①本品可能掩盖胃恶性肿瘤的症状，用药前应先排除患有恶性肿瘤的可能<br>②用药过程中若出现肝功能异常的体征或症状，应停药查明病因<br>③用药过程中如出现异常疼痛或频繁腹泻，应及时停药查找病因 |
| 替戈拉生 | ①服用本品可能掩盖胃恶性肿瘤的症状，对肿瘤高发的老年人群需更加谨慎<br>②临床试验有在治疗初期肝功能异常的病例报告<br>③会导致胃内pH升高，影响依赖于胃内pH如铁制剂等药物吸收<br>④长期应用本品使胃酸显著下降可致胃肠道细菌失衡，增加沙门菌、弯曲杆菌、难辨梭状芽孢杆菌感染风险<br>⑤长期使用本品可致胃酸减少，引起维生素$B_{12}$吸收障碍或$B_{12}$缺乏有关贫血 | ①老年人开始使用本品前注意排除恶性肿瘤的可能<br>②使用初期如有不明原因的肝功能异常，需除外该药物所致可能<br>③替戈拉生会导致胃内pH升高，在使用铁等依赖胃内酸度较大的药物时两药需间隔足够的时间<br>④长期应用本品出现不明原因的腹痛或频繁腹泻，应警惕因胃酸下降导致胃肠道菌群失调所致感染，应及时停药并作相应对症治疗<br>⑤长期服用本品需注意过度抑制胃酸所致维生素$B_{12}$吸收不良发生贫血，治疗中定期监测维生素$B_{12}$水平或贫血指标 |

续表

| 药品名称 | 风险描述 | 风险管控措施 |
| --- | --- | --- |
| 凯普拉生 | 在治疗十二指肠溃疡和反流性食管炎的2个Ⅲ期试验中，分别有7例和16例老年患者（≥65岁）接受盐酸凯普拉生20mg每日1次治疗，内镜下愈合率、不良反应发生率以及常见不良反应与全分析人群相似 | 老年患者用该药的临床研究资料有限，因此需要经过评估后方可使用本品 |
| 抗酸剂 | | |
| 氢氧化铝 | 老年患者易发生便秘等胃肠不适 | 控制用药疗程不宜过长，治疗中注意嘱患者若发生便秘等胃肠不适及时就医调整药物 |
| 铝碳酸镁 | 老年患者易发生便秘等胃肠不适 | 同氢氧化铝 |
| 碳酸钙 | 长时间用于老年患者胃酸相关疾病治疗时易发生便秘等胃肠不适 | 同氢氧化铝 |
| 胃黏膜保护剂 | | |
| 枸橼酸铋钾 | 服药期间有口腔异味、舌苔及大便呈灰黑色、恶心、便秘等不良反应 | 详细告知老年人群长期使用该药可能发生的不良反应及其严重程度，减轻服药顾虑，增强执行医嘱的依从性 |
| 硫糖铝 | 老年患者较长时间用药增加肾功能损伤概率 | 老年患者避免长时间用药，治疗期间注意监测肾功能 |

续表

| 药品名称 | 风险描述 | 风险管控措施 |
| --- | --- | --- |
| 磷酸铝 | 老年患者长时间用药易发生便秘等胃肠不适，有增加高磷血症及慢性肾功能损伤风险 | ①对长期卧床与运动受限的老年患者，易发生便秘不适，应避免选用<br>②老年患者避免长期应用，减少高磷血症及慢性肾功能损伤风险 |
| 替普瑞酮 | 按成年患者常规剂量下用药老年患者易发生肝肾功能损伤 | 老年患者酌情减量给药，使用中注意监测肝肾功能 |
| 吉法酯 | 缺乏年患者用药的安全性及有效性的临床研究 | 不推荐老年患者使用 |
| 瑞巴派特 | 老年患者使用本品发生白细胞减少、血小板减少、肝功能异常、皮肤黄染、巩膜黄染等不良反应 | 不推荐老年患者使用<br>如果用药后出现恶心、呕吐、皮肤巩膜黄染、粒细胞减少、肝功能异常等情况，应及时停药 |

## 第三节　妊娠期及哺乳期妇女用药管理

妊娠期及哺乳期妇女是合理用药的重点关注人群之一。妊娠是育龄妇女特殊的生理过程，会出现胎儿及胎盘形成等一系列生理变化。由于妊娠期妇女体内各系统发生的一系列适应性生理变化、胎儿胎盘的存在和孕期激素分泌改变等多方面因素，导致了药物在妊娠期妇女体内的过程明显有别于非妊娠期妇女。当妊娠期妇女患病需使用药物治疗时，就需要考虑妊娠期妇女生理变化对药物作用的影响和药物可能对胎儿带来的损害。为达到妊娠期妇女安全用药的目的，了解妇女妊娠期药动学特点，并十分谨慎地选择对胎儿、新生儿无损害而对妊娠期妇女所患疾病可能最有效的药物显得格外重要，也需要根据妊娠期妇女特点制定合理的给药方案，并做好可能的风险管控。就具体药物而言，由于恶心、呕吐等消化系统症状甚至消化性溃疡同样在妊娠期妇女属于常见病和多发病，及时予以适宜的对症支持治疗可有效缓解孕期妇女的消化道症状，主要涉及药物为抑酸剂、抗酸剂和胃黏膜保护剂。

美国FDA曾将妊娠期用药为A、B、C、D、X等五个等级：其中A类是在人类有对照组的研究中证明对胎儿无害。B 类是动物实验中证明对胎儿无害，但是没有在人类的研究。C 类是没有很好的动物实验或者人类研究或者动物实验显示对胎儿有不良作用，很多妊娠期常用的药物属于这一类。因此妊娠期用药尽量在 A、B 类中选用，C 类药物应权衡利弊后慎重选择。禁用已证明对胎儿有害的 D 类及 X 类。

对于哺乳期妇女而言，很多药物都可从母体血液转运到乳汁中，有可能对乳儿的生长发育产生影响，美国 FDA 将哺乳期分级为 L1~L5 共五级，其中 L1 最安全，L2 相对安全，L3 中度安全，L4 可能有危险，L5 禁忌。一般来说，L1~L3 药物相对安全，使用时不需要停止母乳喂养。尽量选择 L1 和 L2 的药物，有些 L2、L3 药物有一些注意事项和警告。L4、L5 药物需要停止母乳喂养。本节就消化性溃疡用药对妊娠期及哺乳期患者的风险及管控见表 4–3。

表 4–3 消化性溃疡治疗用药在妊娠期与哺乳期妇女中的风险管控

| 药品名称 | 风险描述 | 风险管控措施 |
| --- | --- | --- |
| $H_2$ 受体拮抗剂 | | |
| 西咪替丁 | （1）妊娠期妇女：本品可透过胎盘屏障，可引起胎儿肝功能障碍；美国 FDA 对本品的妊娠安全分级为 B 级<br>（2）哺乳期妇女：本品可随乳汁排泄，引起婴儿肝功能障碍；本品的哺乳期用药 L 分级为 L1 级 | 妊娠期与哺乳期妇女可选用 |

续表

| 药品名称 | 风险描述 | 风险管控措施 |
| --- | --- | --- |
| 雷尼替丁 | （1）妊娠期妇女：①本品可通过胎盘屏障，动物实验未见本品对生育能力或新生儿产生影响；②多项前瞻性研究证实妊娠期妇女使用本药后通常不增加新生儿先天性畸形或其他不良事件的风险；③一项妊娠期妇女为基础的队列研究显示，妊娠期妇女使用抑酸药后儿童时期哮喘的发生率增加；④已有双盲、安慰剂对照试验证实剖宫产术前使用本品可降低酸吸入的风险<br>（2）哺乳期妇女：本品可随乳汁排泄 | （1）妊娠期妇女：美国FDA对本品的妊娠安全分级为B级<br>（2）哺乳期妇女：本品的哺乳期用药L分级为L2级 |
| 法莫替丁 | （1）妊娠期妇女：①本品动物实验未观察到本品对生育能力有影响，也未观察到胎儿损害，故而认为妊娠期妇女使用该药的收益可能大于风险，但观察到母体用药后进食显著减少（有偶发流产情况）；②多项前瞻性研究证实妊娠期妇女使用本品后通常不增加新生儿先天性畸形或其他不良事件的风险；③一项临床队列研究显示，妊娠期妇女使用抑酸药后儿童时期哮喘的发生率有增加<br>（2）哺乳期妇女：①有临床试验对8名产后女性（计划不哺乳）进行研究显示，本品可随乳汁排泄；②一项药动学研究评估了法莫替丁的乳汁浓度，患者服用法莫替丁3小时及6小时后乳汁浓度分别为（53±20）ng/ml和（55±23）ng/ml | （1）妊娠期妇女：美国FDA对本品的妊娠安全分级为B级<br>（2）哺乳期妇女：本品的哺乳期用药L分级为L1级 |

续表

| 药品名称 | 风险描述 | 风险管控措施 |
| --- | --- | --- |
| 尼扎替丁 | (1)妊娠期妇女：①本品可通过胎盘，动物实验未观察到对生育能力的影响，也未观察到婴儿畸形，但高剂量的情况下观察到胚胎吸收和母体体重减轻；②多项前瞻性临床研究证实妊娠期妇女使用本品后通常不增加新生儿先天性畸形或其他不良事件的风险；③一项临床队列研究显示，妊娠期妇女使用抑酸药后儿童时期哮喘的发生率增加<br>(2)哺乳期妇女：①本品的临床研究表明，本品可随乳汁排泄，在母乳中的峰浓度出现在给药后约 2 小时，因此每次给药后 6~8 小时内避免哺乳可减少乳儿的暴露量；②动物试验表明哺乳期使用本品可观察到动物幼崽生长抑制 | (1)妊娠期妇女：美国 FDA 对本品的妊娠安全分级为 B 级<br>(2)哺乳期妇女：本品的哺乳期用药 L 分级为 L2 级 |
| 罗沙替丁 | (1)妊娠期妇女：①妊娠期间给药相关的安全性尚未确立，大鼠和家兔等给药试验显示，在器官形成期给药试验中的大鼠 63mg/kg 剂量组和家兔 32mg/kg 剂量组，以及围产期、哺乳期给药试验中的大鼠 60mg/kg 剂量组中均有少量受试动物死亡；②动物试验中发现器官形成期给药可能导致分娩异常或流产；③人类数据：7 例剖宫产患者手术前两次口服 75mg 的罗沙替丁，结果显示脐带血浆中浓度约为母体静脉血浆中浓度的 60%，向羊水的转移量不超过给药量的 0.3%<br>(2)哺乳期妇女：①动物实验（大鼠）中发现了罗沙替丁向乳汁中的转移：给哺乳期大鼠口服罗沙替丁（$^{14}C$ 标记），结果发现乳汁中浓度约为血浆中的 2 倍，消除半衰期与血浆中相当 | (1)妊娠期妇女：妊娠期妇女使用本品的安全性尚不明确，妊娠期妇女或备孕妇女慎用或忌用<br>(2)哺乳期妇女：哺乳期妇女禁用或用药期间停止哺乳 |

续表

| 药品名称 | 风险描述 | 风险管控措施 |
| --- | --- | --- |
| 拉呋替丁 | （1）妊娠期妇女：妊娠中使用本品的有关安全性尚未确立<br>（2）哺乳期妇女：动物试验已发现拉呋替丁存在于乳汁中，缺乏人体试验证实哺乳期妇女用药的安全性 | （1）妊娠期妇女：妊娠期妇女或备妊娠期妇女禁用<br>（2）哺乳期妇女：本品可随动物乳汁排泄，用药期间应停止哺乳 |
| PPIs | | |
| 奥美拉唑 | （1）妊娠期妇女：①本品可通过胎盘，在脐带血中能检测到；②动物生殖研究中，未发现本品对生育能力有影响，但观察到剂量相关的胚胎毒性和发育毒性；③三项前瞻性流行病学研究和多项临床研究、meta分析，妊娠早期暴露于PPIs通常不增加先天性畸形和围产期死亡、早产、低出生体重、低Apgar评分的风险；④一项以人体为基础的队列研究显示，宫内暴露于抑酸药可能增加儿童时期哮喘的风险<br>（2）哺乳期妇女：美国FDA数据指出，口服20mg奥美拉唑可以在乳汁中测出一定浓度的奥美拉唑，乳汁中奥美拉唑的浓度值低于血清中峰浓度的7%，相当于200ml乳汁中有0.004mg的奥美拉唑 | （1）妊娠期妇女：美国FDA对本品的妊娠安全性分级为C级，妊娠期妇女应权衡利弊后慎重选用<br>（2）哺乳期妇女：本品的哺乳期用药L分级为L2级 |

续表

| 药品名称 | 风险描述 | 风险管控措施 |
| --- | --- | --- |
| 兰索拉唑 | （1）妊娠期妇女：①动物研究未发现本品对生育能力的影响，但观察到母体毒性有妊娠期延长、妊娠期间体重增量减少和食物摄入减少、死胎增加以及对幼崽骨骼的不良影响；② meta 分析及大型回顾性队列研究证实，妊娠期妇女使用包括兰索拉唑等 PPIs 未发现增加先天性畸形和围产期死亡、早产、低出生体重、低 Apgar 评分的风险，是否增加尿道下裂的风险尚存在一定争议；③一项以临床队列研究结果，宫内暴露于抑酸药可能增加儿童时期哮喘的风险<br>（2）哺乳期妇女：动物试验中本品可随乳汁排泄 | （1）妊娠期妇女：美国 FDA 对本品的妊娠安全性分级为 B 级<br>（2）哺乳期妇女：本品的哺乳期用药 L 分级为 L2 级 |
| 泮托拉唑 | （1）妊娠期妇女：①临床研究中所获数据未证明不良妊娠结局与使用泮托拉唑有关；②一项由欧洲畸形学信息服务网络开展的前瞻性研究中，实验组 53 名妊娠期妇女，每日口服泮托拉唑中位数剂量为 40mg；对照组由 868 名妊娠期妇女不服用任何质子泵抑制剂；实验结果表明，两个组别的严重畸形发生率没有差异，RR=0.55[95%CI0.08~3.95]<br>（2）哺乳期妇女：本品缺乏哺乳期妇女用药大样本的临床研究 | （1）妊娠期妇女：美国 FDA 对本品的妊娠安全性分级为 C 级，妊娠期妇女仅在权衡利大于弊时慎重使用<br>（2）哺乳期妇女：本品的哺乳期用药 L 分级为 L1 级 |

续表

| 药品名称 | 风险描述 | 风险管控措施 |
|---|---|---|
| 雷贝拉唑 | （1）妊娠期妇女：动物繁殖性研究证明该药品对胎儿有毒副作用，但尚未对妊娠期妇女进行充分严格的对照研究，并且妊娠期妇女使用该药品的治疗获益可能胜于其潜在危害<br>（2）哺乳期妇女：①目前缺乏有针对该药的哺乳期妇女用药的对照研究数据，婴儿出现不良反应的危害性可能存在；有研究结果显示本品存在轻微的非致命性副作用；②本类药物只有在权衡对婴儿的利大于弊后才可使用 | （1）妊娠期妇女：美国FDA对本品的妊娠安全性分级为C级<br>（2）哺乳期妇女：本品的哺乳期用药L分级为L3级；目前缺乏哺乳期妇女用药的安全性研究，必须使用时应暂停哺乳 |
| 艾司奥美拉唑 | （1）妊娠期妇女：①动物繁殖性研究证明该药品对胎儿有毒副作用，但尚未对妊娠期妇女进行充分严格的对照研究；②200多名妊娠期妇女在全身麻醉下进行剖宫产术前用药时，单剂量口服或静脉注射艾司奥美拉唑对婴儿没有明显的短期不良影响<br>（2）哺乳期妇女：缺乏艾司奥美拉唑是否会经乳汁排泄及对喂乳婴儿的不良反应的临床研究 | （1）妊娠期妇女：美国FDA对本品的妊娠安全性分级为C级<br>（2）哺乳期妇女：本品的哺乳期用药L分级为L2级 |
| 艾普拉唑 | （1）妊娠期妇女：目前尚无妊娠期妇女使用本品的临床资料<br>（2）哺乳期妇女：目前尚无哺乳期妇女使用本品的资料 | 不推荐妊娠期及哺乳期妇女使用 |

续表

| 药品名称 | 风险描述 | 风险管控措施 |
| --- | --- | --- |
| P-CABs | | |
| 伏诺拉生 | （1）妊娠期妇女：①在一项大鼠毒理学研究中，以暴露量超过伏诺拉生最大临床剂量（40mg/d）暴露量（AUC）约28倍时观察到胚胎–胎儿毒性；②在大鼠产前和产后发育（PPND）研究中表明，该药对胚胎器官形成期间和整个哺乳期经口给予伏诺拉生的母鼠幼仔表现出肝脏变色，在后续动物研究中，根据AUC比较，纤维化和出血的剂量约为临床剂量的22倍；③目前尚未妊娠期妇女受试者的临床研究<br>（2）哺乳期妇女：①迄今为止尚未在哺乳期妇女进行临床研究；②动物研究证明本品可排泄到乳汁中，对哺乳幼儿动物肝脏有潜在不良反应风险 | （1）妊娠期妇女：美国FDA对本品的妊娠安全性分级为B级<br>（2）哺乳期妇女：本品缺乏是否随人类乳汁排泄及对喂乳婴儿产生不良反应的临床研究。但动物研究可随动物乳汁排泄并对喂乳幼儿产生潜在不良反应。哺乳期妇女慎用 |
| 替戈拉生 | （1）妊娠期妇女：动物研究显示，大鼠母体给予100和500mg/（kg·d）（AUC约为人体临床应用剂量的98倍和369倍）观察到胎仔颈部有短额外肋。未进行妊娠期妇女的临床研究<br>（2）哺乳期妇女：动物试验中在大鼠给药时观察到本品可分泌至乳汁当中。目前尚缺乏本品在哺乳期妇女哺乳的临床研究 | 缺乏妊娠期及哺乳期妇女用药研究资料，不推荐使用 |
| 凯普拉生 | （1）妊娠期妇女：动物实验结果盐酸凯普拉生可透过胎盘屏障。目前尚缺乏妊娠期妇女使用本品的临床研究<br>（2）哺乳期妇女：动物研究中表明，盐酸凯普拉生可通过乳汁分泌。目前缺乏本品在哺乳期妇女受试的临床研究 | 缺乏妊娠期及哺乳期妇女用药研究资料，不推荐使用 |

续表

| 药品名称 | 风险描述 | 风险管控措施 |
| --- | --- | --- |
| 抗酸剂 | | |
| 氢氧化铝 | 缺乏妊娠期及哺乳期妇女使用本品的临床研究资料 | 不推荐妊娠期及哺乳期妇女使用 |
| 铝碳酸镁 | （1）妊娠期妇女：动物繁殖试验研究中未见到本品对胎儿的影响。妊娠期妇女使用该药品的治疗获益可能大于潜在危害<br>（2）哺乳期妇女：①动物研究表明，本品在母乳中排泄较长时间；②本品可进入母乳，但吸收水平低，对喂乳新生儿的风险较低 | （1）妊娠期妇女：美国FDA对本品的妊娠安全性分级为B级<br>（2）哺乳期妇女：本品很少经母乳排泄，对喂乳新生儿的健康影响不显著，哺乳期妇女短期应用相对安全 |
| 碳酸钙 | （1）妊娠期妇女：①动物研究证明该药品对胎儿有毒副作用；②目前尚无妊娠期妇女的临床研究<br>（2）哺乳期妇女：一项随机对照试验证实，哺乳期妇女使用本品未观察到乳汁中钙水平的显著改变 | （1）妊娠期妇女：妊娠期妇女慎重选用<br>（2）哺乳期妇女：小剂量短期使用 |
| 胃黏膜保护剂 | | |
| 枸橼酸铋钾 | 缺乏大样本妊娠期及哺乳期妇女使用本品的临床研究 | 不推荐妊娠期及哺乳期妇女使用本品 |

续表

| 药品名称 | 风险描述 | 风险管控措施 |
|---|---|---|
| 硫糖铝 | (1) 妊娠期妇女：①本品在小鼠、大鼠和家兔等动物中进行高达人体临床剂量50倍的致畸研究试验，未发现对胎儿造成伤害的证据；②目前尚未对妊娠期妇女的临床研究<br>(2) 哺乳期妇女：哺乳期妇女用药的临床研究未发现增加婴儿的副作用 | (1) 妊娠期妇女：美国FDA对本品的妊娠安全性分级为B级<br>(2) 哺乳期妇女：本品的哺乳期用药L分级为L2级 |
| 磷酸铝 | 尚缺乏妊娠期及哺乳期妇女使用本品的安全性及有效性临床研究 | 不推荐妊娠期及哺乳期妇女使用 |
| 替普瑞酮 | (1) 妊娠期妇女：动物试验研究中证实本品对新生动物幼崽生长迟缓，但没有观察到对分娩或哺乳的影响。目前尚缺乏妊娠期妇女的临床研究<br>(2) 哺乳期妇女：动物大鼠试验于产后13~14天给予大鼠口服 $^{14}C$- 替普瑞酮，用药后7小时，在大鼠幼仔胃内乳汁中观察到最高水平的放射性替普瑞酮。尚无哺乳期妇女的临床研究 | 不推荐妊娠期及哺乳期妇女使用 |
| 吉法酯 | 目前尚缺乏本品在妊娠期及哺乳期妇女用药相关临床研究 | 不推荐妊娠期及哺乳期妇女使用 |
| 瑞巴派特 | 目前尚缺乏本品在妊娠期及哺乳期妇女用药相关临床研究 | 不推荐妊娠期及哺乳期妇女使用 |

注：美国FDA妊娠分级现已取消，仅供参考

## 第四节　肝肾功能不全患者用药管理

病理状态下，不仅药物在体内的作用过程可能发生变化，药物还可能因作用在靶细胞上的受体等发生异常而引发药效学改变。肝脏是机体最大的代谢和解毒器官，也是药物代谢的重要场所，绝大多数药物转化代谢几乎都在肝脏内进行，当肝脏发生病理变化时将导致血浆蛋白含量减少、肝血流量下降、生物转化功能障碍、胆汁分泌减少。这一系列的改变会导致机体对药物的处置发生变化。因此，在肝功能损害时根据肝功能异常分级分类程度进行调整谨慎使用或禁用。目前上市药品按照肝功能状态评估给予不同建议，在药品说明书中，药物调整建议多按照轻、中、重度肝损伤进行描述，常见分级分类见表 4–4。

肾脏是药物代谢清除的主要脏器，当肾小球滤过率、肾血流量、肾小管分泌及肾小管重吸收等功能发生变化，势必导致药物排泄等代谢动力学发生变化，可通过肾功能变异程度密切相关的血清 / 尿肌酐清除情况进行量化评价，常根据 GFR 对肾功能损伤状态分为轻、中、重度等不同程度的分级，也作为主要经肾排泄相关药物给药方案调整的关键指标：

表 4-4　肝功能异常分级分类参考

| 检查指标 | 1 级 | 2 级 | 3 级 | 4 级 |
| --- | --- | --- | --- | --- |
| ALT | ULN<ALT<3ULN | 3ULN<ALT<5ULN | 5ULN<ALT<20ULN | ALT>20ULN |
| AST | ULN<AST<3ULN | 3ULN<AST<5ULN | 5ULN<AST<20ULN | AST>20ULN |
| ALP | ULN<ALP<2.5ULN | 2.5ULN<ALP<5ULN | 5ULN<ALP205ULN | ALP>20ULN |
| TBiL | ULN<TBiL<1.5ULN | 1.5ULN<TBiL<3ULN | 3ULN<TBiL<10ULN | TBiL>10ULN |

注：ALT- 丙氨酸氨基转移酶；AST- 天冬氨酸氨基转移酶；ALP- 碱性磷酸酶；TBiL- 总胆红素；ULN- 参考值上限

轻度肾损伤：60ml/（min·$1.73m^2$）≤ GFR ≤ 90ml/（min·$1.73m^2$）；

中度肾损伤：60ml/（min·$1.73m^2$）> GFR ≥ 30ml/（min·$1.73m^2$）；

重度肾损伤：30ml/（min·$1.73m^2$）> GFR ≥ 15ml/（min·$1.73m^2$）。

消化性溃疡疾病用药需要考虑肝肾功损伤时风险管控见表 4-5。

表 4-5　消化性溃疡治疗用药在肝肾功能损伤患者中的风险管控用药建议

| 药品名称 | 风险描述 | 风险管控措施 |
|---|---|---|
| $H_2$ 受体拮抗剂 | | |
| 西咪替丁 | 本品在肝脏内代谢，主要经肾排泄，肝肾功能不全时体内药物蓄积风险增加 | （1）用药期间注意加强肝肾功能监测<br>（2）肾功能衰竭时可发生药物蓄积，应避免使用<br>（3）肾功能不全伴肝功能损害时尽量避免使用本品。无替代药物治疗需继续使用本品时，应根据肾功能作相应调整：①口服：用于胃及十二指肠溃疡、胃泌素瘤，用量应减为一次 200mg，每 12 小时 1 次；②注射：Ccr>50ml/min 时，无需调整剂量；Ccr 为 30~50ml/min 时，一次 200mg，一日 4 次；Ccr 为 15~30ml/min 时，一次 200mg，一日 3 次；Ccr 为 0~15ml/min 时，一次 200mg，一日 2 次 |
| 雷尼替丁 | 本品大部分以原形从肾排泄（24 小时从尿中排出给药量的 45%），肾功能不全者，$t_{1/2}$ 延长，血浆浓度升高 | （1）用药期间注意监测肝肾功能，肾功能不全者慎用，避免药物蓄积过量中毒<br>（2）当 Ccr<50ml/min，剂量减半，每 24 小时 1 次 |
| 法莫替丁 | 本品肝药酶的影响较轻微。80% 以原形从尿中排出，肾功能不全者，$t_{1/2}$ 延长，血浆浓度升高，应注意调整剂量 | （1）用药期间注意监测肝肾功能，肾功能不全者慎用，避免药物蓄积过量中毒<br>（2）对于肾功能障碍的患者，根据 Ccr 的变化作相应的调整：Ccr ≥ 60ml/min 时，一次 20mg，一日 2 次；Ccr 为 30~60ml/min 时，一次 20mg，一日 1 次；Ccr ≤ 30ml/min 时，一次 20mg，每 2~3 日 1 次 |

续表



| 药品名称 | 风险描述 | 风险管控措施 |
| --- | --- | --- |
| 尼扎替丁 | 本品小部分在肝脏代谢，主要经肾脏排泄。肾功能不全者，应注意调整剂量 | （1）用药期间注意监测肝肾功能，肾功能不全者慎用，避免药物蓄积过量中毒<br>（2）中至重度肾功能不全的患者应减量用药，可参考 Ccr 的改变作相应的调整：Ccr 为 20~50ml/min 首日，一次 150mg，一日 1 次；维持治疗一次 150mg，隔日 1 次；Ccr<20ml/min 时，一次 150mg，每 3 日 1 次 |
| 罗沙替丁 | （1）本品批准上市后的使用情况调查结果显示，在被调查的 4533 例患者中有 156 例（3.44％）报道出现了不良反应。主要包括 AST、ALT 升高、胆囊系统障碍（1.96％），白细胞减少、嗜酸性粒细胞增多等白细胞、网状内皮系统障碍（0.84%）等<br>（2）偶见 AST，ALT，γ- 三磷酸鸟苷（γ-GTP）升高等肝功能障碍、黄疸等情况<br>（3）服药后 24 小时内有 65%~70% 的代谢物随尿排出，肾功能不全者半衰期延长 | 用药期间注意监测肝肾功能，肾功能不全者减量慎用或避免使用。出现黄疸等异常情况应停止给药并对症治疗处理 |

续表

| 药品名称 | 风险描述 | 风险管控措施 |
|---|---|---|
| 拉呋替丁 | （1）肝功能不全患者使用本品可加重AST、ALT、γ-GTP等升高的肝功能损害和黄疸症状<br>（2）肾功能不全的患者使用本品可有加重症状的可能 | 用药期间注意监测肝肾功能，一旦出现肝肾功能损害加重应停止给药，并作相对应的处理 |
| PPIs | | |
| 奥美拉唑 | 严重肝功能不全者根据需要酌情减量<br>在服用PPIs（包括奥美拉唑）的患者中观察到急性间质性肾炎（可发生在PPIs治疗期间的任何时间点） | 用药期间注意监测肝肾功能，如出现急性间质性肾炎，须停止用药 |
| 兰索拉唑 | 兰索拉唑经肝脏CYP代谢，随粪便和尿液的排泄量分别约为给药量的2/3和1/3。肝肾功能障碍者药物代谢、排泄时间延长 | 用药过程中注意监测肝肾功能、全血细胞计数，肝肾功能异常者应根据监测结果减量慎用。全血细胞计数异常者警惕合并感染 |
| 泮托拉唑 | 本品血清蛋白结合率约为98%，主要经肝脏CYP系统的CYP2C19介导的去甲基化后硫酸化及CYP3A4介导的氧化。代谢物随尿液和粪便的排泄量分别约为给药量的71%和18%，无原形药物经肾脏排泄 | 同兰索拉唑 |

续表

| 药品名称 | 风险描述 | 风险管控措施 |
| --- | --- | --- |
| 雷贝拉唑 | 本品主要在肝脏代谢，肝功能减退，用药后易出现暴发性肝炎、ALT、AST升高，ALP、γ-GTP升高、乳酸脱氢酶（LDH）升高、总胆红素升高。有肝硬化患者用药后出现肝性脑病的报道 | 用药过程中注意监测肝肾功能，肝功异常者应根据监测结果慎用：轻度肝功能及肾功能受损者无需调整剂量，中重度肝损伤患者避免使用 |
| 艾司奥美拉唑 | （1）肝功能损伤：长期、大剂量使用本品可导致肝炎（伴或不伴黄疸）、总胆红素升高、胆红素血症、AST与ALT及ALP升高，甚至肝衰竭<br>（2）肾功能损伤：该药对肾损伤患者无需调整剂量，但英国注册药品信息建议，严重肾损伤者慎用 | 用药过程中注意监测肝肾功能，肝功能异常者应根据监测结果慎用，有肝衰竭征兆者停止使用<br>肾功能严重受损者慎用 |
| 艾普拉唑 | （1）肝功能损伤：本品长期或大剂量使用可致ALT、AST、ALP等不同程度升高<br>（2）肾功能损伤：本品有发生蛋白尿或血尿素氮升高等不良反应风险 | 肝肾功能损伤者慎用；肝肾功能严重损伤者避免使用 |

续表

| 药品名称 | 风险描述 | 风险管控措施 |
| --- | --- | --- |
| P-CABs | | |
| 伏诺拉生 | (1)本品的蛋白结合率高(85.2%~88.0%),主要经CYP3A4代谢,部分经CYP2B6、CYP2C19和CYP2D6及磺基转移酶SULT2A1代谢<br>(2)肝功能损伤:加重γ-谷氨酰转移酶升高,AST、ALT、ALP、LDH等肝酶异常升高<br>(3)肾功能损伤:轻、中、重度肾功能损伤患者的AUC和$C_{max}$是正常者的1.3~2.4倍和1.2~1.8倍。终末期肾病患者的AUC和$C_{max}$分别为正常者的1.3倍和1.2倍 | (1)肝功能中重度肝功能损伤患者的情况下药物代谢减慢,常规剂量下易蓄积,应该根据肝功能损伤程度进行相应调整<br>(2)轻中度肾功能损伤患者的需减量慎用。重度肾功能损伤患者避免使用 |
| 替戈拉生 | 本品主要经CYP3A4代谢,与该代谢酶抑制药物如克拉霉素等大环内酯类同服时,两者的血浆暴露量分别是单药暴露量的2.5倍和1.25倍。应分开一定时间用药。肝功能不全时肝药酶分泌及活性均会受到影响 | 相互影响较严重的药物需间隔足够的时间用药<br>注意监测肝肾功能,肝功能损伤患者应根据监测结果进行相应调整 |

续表

| 药品名称 | 风险描述 | 风险管控措施 |
|---|---|---|
| 凯普拉生 | 主要通过CYP3A4进行代谢，尚无在肝损和肾损患者的使用经验 | 使用中注意监测肝肾功能，功能损伤患者应根据监测结果进行相应调整 |
| 抗酸剂 | | |
| 氢氧化铝 | 本品在体内大部分以磷酸铝、碳酸铝及脂肪酸盐类形式自粪便排出<br>肾功能异常的患者服用本品时铝盐易在体内蓄积。长期服药易致便秘 | 肾功能异常患者服用本品注意铝盐在体内铝蓄积的危险。如出现脑病先兆，应立即停药。对透析患者，透析液中铝含量不能超过10μg/ml |
| 铝碳酸镁 | 严重心、肾功能不全患者对本品排泄减慢，用后易致高镁、高钙血症 | 使用中注意监测心、肾功能及血清镁、钙等 |
| 磷酸铝 | 肾功能衰竭患者、高磷血症患者用本品加重肾功能损伤及高磷血症 | 肾功能严重不全与高磷血症患者禁用本品 |
| 胃黏膜保护剂 | | |
| 枸橼酸铋钾 | 长期服用本品可导致血清钾水平升高<br>本品组方中所含替硝唑、克拉霉素等成分主要在肝脏代谢及排泄 | 本品不宜大剂量长期服用，连续用药原则上不超过7天，症状未缓解需要继续用药应有一定时间间隔期<br>肝功能不全或肾功能严重损害者应慎用或避免使用 |

续表

| 药品名称 | 风险描述 | 风险管控措施 |
| --- | --- | --- |
| 硫糖铝 | 肾功能异常的患者服用本品易致体内铝蓄积 | 使用中注意监测肝肾功能，肾功能异常者避免使用本品 |
| 替普瑞酮 | 本品临床严重不良反应（发病率不明）主要表现在：肝功能障碍时出现AST、ALT上升，黄疸等 | 使用中注意监测肝肾功能，肝肾功能异常者避免使用本品 |
| 吉法酯 | 本品在肝脏进行代谢，肝功能异常时出现AST、ALT上升，黄疸等进一步加重肝功能损伤 | 有肝功能损伤或严重损伤的患者应慎用或避免使用本品 |
| 瑞巴派特 | 本品对肝脏损伤表现在：肝功能障碍、黄疸、伴随AST、ALT、γ-GPT、ALP异常升高等 | 使用中注意监测肝肾功能，在有肝功能障碍及使用过程中发生肝功能障碍应中止用药 |

# 第五节　其他特殊患者风险管理

除儿童、老年、妊娠期及哺乳期妇女等特殊人群以及肝、肾功能损伤基础疾病的患者外，其他一些特殊患者在使用 $H_2$ 受体拮抗剂、PPIs 等消化性溃疡常用治疗药物时也可能发生一定用药风险，在用药过程中均应加强用药风险管理，避免发生严重的药物不良事件。具体药品的详细风险管控措施见表 4-6。

表 4-6　消化性溃疡治疗用药在其他特殊患者中的风险管控用药建议

| 药品名称 | 风险描述 | 风险管控建议 |
| --- | --- | --- |
| $H_2$ 受体拮抗剂 | | |
| 西咪替丁 | 严重心脏疾病患者：用药后可能出现心动过速、窦性心动过缓、心脏传导阻滞、面部潮红、血压骤降、房性期前收缩、心跳呼吸骤停等<br>严重呼吸系统疾病患者：用药可能出现咽喉痛热、呼吸短促、呼吸困难等<br>慢性炎症（如系统性红斑狼疮）患者：使用本品可能增加骨髓毒性<br>急性胰腺炎等器质性脑病患者：用药前必须明确诊断，排除恶性肿瘤的可能<br>突然停药后有发生反跳性引起高酸度导致慢性消化性溃疡穿孔可能 | 严重心脏疾病、严重呼吸系统疾病、系统性红斑狼疮等慢性炎症、急性胰腺炎等疾病避免使用本品<br>消化性溃疡患者用药前应除外消化道恶性肿瘤，以免延误治疗<br>避免长时间或大剂量用药后突然停药 |

续表

| 药品名称 | 风险描述 | 风险管控建议 |
| --- | --- | --- |
| 雷尼替丁 | 急性卟啉病患者有用药后急性病情加重的报道<br>用药后有可能发生心血管系统心动过速、心动过缓、心脏停搏、房室传导阻滞、室性期前收缩等相关不良反应<br>肝功能不全者用药后可发生 AST、AST 上升，黄疸等加重肝功能损伤 | 急性卟啉病患者避免使用本品<br>有严重心脏疾病、肝功能不全患者避免使用本品 |
| 法莫替丁 | 用于治疗消化性溃疡疾病会隐蔽胃癌症状，延误诊治 | 消化性溃疡患者用药前应排除消化道恶性肿瘤可能 |
| 尼扎替丁 | 肝肾综合征患者服用本品的药物代动力学过程尚缺乏研究 | 肝肾综合征患者避免使用 |
| 罗沙替丁 | 一项研究评估了常规应用 $H_2$ 受体拮抗剂超过 2 周的手术前患者，应用罗沙替丁以减少胃液量，提高胃内 pH 值的效果明显较差 | 本品长期应用产生耐药性 |
| 拉呋替丁 | 消化性胃溃疡患者应用可掩盖消化道恶性肿瘤 | 消化性溃疡用药前应筛查排除消化道恶性肿瘤可能 |
| PPIs | | |
| 奥美拉唑 | （1）当胃溃疡患者出现报警症状（如明显的体重减轻、反复呕吐、吞咽困难、呕血或者黑便）时，计划应用包括本品在内的 PPIs 制剂时应排除恶性肿瘤<br>（2）在长期服用包括奥美拉唑等 PPIs 制剂的患者中观察到急性间质性肾炎 | （1）胃溃疡伴有报警症状拟服用奥美拉唑等 PPIs 药物时，应筛查排除恶性肿瘤<br>（2）应用 PPIs 发生急性间质性肾炎患者应立即停止服用本品 |

续表

| 药品名称 | 风险描述 | 风险管控建议 |
|---|---|---|
| 奥美拉唑 | (3)长期应用奥美拉唑等PPIs制剂，可能会增加艰难梭菌相关性腹泻（CDAD）的风险。如一旦在用药治疗中出现腹泻对症治疗未见改善，应考虑PPIs长期使用所致<br>(4)在接受PPIs治疗至少3个月（绝大多数治疗1年后）的患者中，罕见无症状和（或）有症状的低镁血症的病例报道。严重者包括手足抽搐、心律失常和癫痫发作。对于大多数患者，纠正低镁血症需补镁并停用PPIs可得到有效改善<br>(5)PPIs包括奥美拉唑等长期用药治疗可能使因骨质疏松，进而导致髋、腕关节或脊柱等部位骨折增加<br>(6)奥美拉唑与奈非那韦联用，其平均暴露量约减少40%，药理学活性代谢产物的平均暴露量下降约75%~90%<br>(7)奥美拉唑等PPI和甲氨蝶呤合并使用可能会增加后者和（或）其代谢产物的血清浓度，延长高血清浓度的持续时间<br>(8)利福平等肝药酶诱导药物可显著降低奥美拉唑的血药浓度 | (3)长期或合并广谱抗生素用药期间出现不明原因的腹泻，应考虑CDAD可能<br>(4)长期用药或出现低镁血症相关的临床症状时，注意监测血镁水平<br>(5)对于接受长期高剂量PPIs治疗的患者，发生骨折的风险增加。应使用最低剂量和最短疗程的PPIs治疗。在用药期间应补充足量的维生素D和钙<br>(6)奥美拉唑禁止与奈非那韦、利福平、甲氨蝶呤等相互干扰的药物联合使用 |
| 兰索拉唑 | 同奥美拉唑 | |
| 泮托拉唑 | 同奥美拉唑 | |
| 雷贝拉唑 | 有肝硬化患者用药后出现精神、神经系统不良反应，此类患者慎用，余同奥美拉唑 | |

续表

| 药品名称 | 风险描述 | 风险管控建议 |
| --- | --- | --- |
| 艾司奥美拉唑 | 同奥美拉唑 | |
| 艾普拉唑 | 本品目前尚无超过3个疗程的用药经验，注意控制用药疗程 | |
| P-CABs | | |
| 伏诺拉生 | （1）当胃溃疡患者出现报警症状（如明显的体重减轻、反复呕吐、吞咽困难、呕血或黑便），计划应用包括本品在内的酸泵抑制剂时应排除恶性肿瘤<br>（2）本品与阿扎那韦、利匹韦林，奈非那韦、伊曲康唑、酪氨酸激酶抑制剂（吉非替尼、尼洛替尼、厄洛替尼）、地高辛等存在明显的相互作用，避免联用<br>（3）长期应用本品导致胃酸过度抑制，有增加肠道感染风险。也可引起维生素 $B_{12}$、镁等吸收障碍<br>（4）本品的其他用药风险目前尚缺乏研究 | （1）胃溃疡伴有报警症状拟使用本品时，应筛查排除恶性肿瘤<br>（2）避免与本品存在明确药物相互作用的药物联用<br>（3）长期应用本品注意监测维生素 $B_{12}$ 及钙、镁离子血清水平 |
| 替戈拉生 | （1）当胃溃疡患者出现报警症状（如明显的体重减轻、反复呕吐、吞咽困难、呕血或黑便），计划应用包括本品在内的酸泵抑制剂时应排除恶性肿瘤<br>（2）长期应用本品导致胃酸过度抑制，有增加肠道感染风险。也可引起维生素 $B_{12}$、镁等吸收障碍 | （1）胃溃疡伴有报警症状拟使用本品时，应筛查排除恶性肿瘤<br>（2）长期应用本品注意监测维生素 $B_{12}$ 及钙、镁离子血清水平 |

续表

| 药品名称 | 风险描述 | 风险管控建议 |
|---|---|---|
| 凯普拉生 | （1）当胃溃疡患者出现报警症状（如明显的体重减轻、反复呕吐、吞咽困难、呕血或黑便），计划应用包括本品在内的酸泵抑制剂时应排除恶性肿瘤<br>（2）长期应用本品导致胃酸过度抑制，有增加肠道感染风险。也可引起维生素 $B_{12}$、镁等吸收障碍 | （1）胃溃疡伴有报警症状拟使用本品时，应筛查排除恶性肿瘤<br>（2）长期应用本品注意监测维生素 $B_{12}$ 及钙、镁离子血清水平 |
| 抗酸剂 | | |
| 氢氧化铝 | （1）本品长期应用可致便秘，对老年及胃肠蠕动功能减低的患者慎用<br>（2）阑尾炎或急腹症患者使用本品可使病情加重，有出现阑尾穿孔的风险<br>（3）甲状腺功能亢进、营养不良性佝偻病、低磷血症与骨折高风险患者，使用本品可导妨碍磷的吸收，进一步加重低磷血症与骨折发生的概率 | （1）易便秘患者使用本品注意控制疗程（连用不超过 7 日）<br>（2）阑尾炎或急腹症时应禁用本品<br>（3）甲状腺功能亢进、营养不良性佝偻病、低磷血症与骨折高风险患者使用本品，注意监测血磷水平并谨慎用药<br>（4）有胆汁、胰液等消化液分泌不足或排泄障碍者慎用或避免使用 |
| 铝碳酸镁 | （1）本品铝离子易吸附胆盐而减少维生素 A 等脂溶性维生素的吸收与转化代谢<br>（2）本品与苯二氮䓬类配伍易致吸收率降低<br>（3）本品与异烟肼配伍使用时后者吸收可能延迟与减少 | （1）长期使用本品应间歇停用并补充维生素 A 等脂溶性维生素<br>（2）避免与正服用苯二氮䓬类、异烟肼、左旋多巴等药物的患者使用本品 |

续表

| 药品名称 | 风险描述 | 风险管控建议 |
|---|---|---|
| 铝碳酸镁 | （4）本品与左旋多巴配伍使用时其吸收可能增加<br>（5）本品与四环素类、铁制剂、地高辛、脱氧胆酸、双香豆素衍化物等存在显著的相互作用 | （3）避免与四环素类、铁制剂、地高辛、脱氧胆酸、双香豆素衍化物等同时服用 |
| 磷酸铝 | （1）本品将减少或延迟下列药物的吸收：四环素类抗生素、呋塞米、地高辛、异烟肼、抗胆碱能药及吲哚美辛<br>（2）慢性肾功能衰竭患者极易蓄积发生高磷血症 | （1）本品避免与四环素类抗生素、呋塞米、地高辛、异烟肼、抗胆碱能药及吲哚美辛等类药物联用<br>（2）慢性肾功能衰竭与高磷血症患者禁用 |
| 胃黏膜保护剂 | | |
| 枸橼酸铋钾 | 本品长期服用可致血清钾水平升高甚至高钾血症 | 本品不宜大剂量长期服用，连续用药原则上不超过7天 |
| 硫糖铝 | 同本章第四节硫糖铝 | |
| 磷酸铝 | 同本页抗酸剂磷酸铝 | |
| 替普瑞酮 | 本品使用后可加重或新增以下不良反应：消化系统表现为便秘、腹泻、吐意、口渴、腹痛、腹胀、胆固醇上升等；神经系统表现为头痛；皮肤变态反应则表现为：皮疹、瘙痒、眼睑发红等过敏症状；造血系统表现为血小板减少性紫癜等 | 在使用本品过程中出现不良反应临床表现时需警惕是否为该药所致，及时停药并对症治疗 |
| 古法酯 | （1）青光眼患者使用本品会加重原发病症<br>（2）使用本品过程中可出现或新增口干、恶心、心悸、便秘等不良反应 | 青光眼患者禁用<br>本品使用过程中出现口干、恶心、心悸、便秘等症状应停用 |

续表

| 药品名称 | 风险描述 | 风险管控建议 |
|---|---|---|
| 瑞巴派特 | 据国外文献报道，在10047例病例中有54例，其中除肝脏损伤外的不良反应：主要包括白细胞减少、血小板减少等 | 在服用本品过程注意监测血常规，发现有白细胞减少、血小板减少者应停药观察 |

# 5 第五章 不良反应管理

# 第一节 治疗前评估

消化性溃疡的发病机制主要与胃、十二指肠黏膜的损伤因素和黏膜自身防御–修复因素之间失衡有关。其中，*H. pylori* 感染、NSAIDs 和阿司匹林的广泛应用是引起消化性溃疡最常见的损伤因素，胃酸和（或）胃蛋白酶引起黏膜自身消化也是导致溃疡形成的因素。

消化性溃疡的中上腹痛周期性、节律性发作。胃溃疡的腹痛多发于餐后 0.5~1.0 小时，而十二指肠溃疡的腹痛则常发生于空腹时。近年来由于抗酸剂和抑酸剂的广泛使用，症状不典型的患者日益增多。由于 NSAIDs 和阿司匹林有较强的镇痛作用，临床上 NSAIDs 溃疡以无症状者居多，部分以上消化道出血为首发症状，或表现为恶心、厌食、纳差、腹胀等消化道非特异性症状。

消化性溃疡的主要并发症包括上消化道出血、穿孔和幽门梗阻等，而胃溃疡是否会发生癌变则尚无定论。胃镜检查是诊断消化性溃疡最主要的方法。

对消化性溃疡应常规做尿素酶试验、组织学检测，或核素标记 $^{13}C$ 或 $^{14}C$ 呼气试验等，以明确是否存在 *H. pylori* 感染。细菌培养可用于药物敏感性试验和细菌学研究。血清抗体检测只适用于人群普查，因其不能分辨是否为症状感染，故亦不能用于判断 *H. pylori* 根除是否有效。国际共识认为，粪便抗原检测方法的准确性与呼气试验相似。

应用抗菌药物、铋剂和某些有抗菌作用的中药者，应在停药至少 4 周后进行检测；应用抑酸剂者应在停药至少 2 周后进行检测。消化性溃疡活动性出血、严重萎缩性胃炎、胃恶性肿瘤可能会导致尿素酶依赖的试验呈假阴性，不同时间、采用多种方法或采用非尿素酶依赖试验的方法检测可取得更可靠的结果。胃黏膜肠化生组织中 *H. pylori* 检出率低，病例提示存在活动性炎性反应时高度提示有 *H. pylori* 感染；活动性消化性溃疡患者排除 NSAIDs 溃疡后，*H. pylori* 感染的可能性 > 95%。因此，在上述情况下，如 *H. pylori* 检测阴性，要高度怀疑假阴性。

消化性溃疡还需与胃癌、淋巴瘤、克罗恩病、结核病、巨细胞病毒感染等继发的上消化道溃疡相鉴别。

# 第二节 不良反应分级及处理一般原则

## 一、抑酸剂

### （一）$H_2$ 受体拮抗剂

西咪替丁、雷尼替丁、法莫替丁、尼扎替丁、罗沙替丁、拉呋替丁。

药学监护：$H_2$ 受体拮抗剂由肝脏代谢和肾脏代谢共同清除。肝脏的首过代谢会将它们的生物利用度减少 30%~70%。$H_2$ 受体拮抗剂的肾清除通常超过肾小球滤过，这反映了肾小管分泌的重要性。对于重度肾衰竭患者，所有 $H_2$ 受体拮抗剂的剂量通常都应减少 50%。肝衰竭患者的西咪替丁半衰期延长，但是只有在肾衰竭伴严重肝脏疾病时才需要减少剂量。$H_2$ 受体拮抗剂的副作用很少。

## 1. 严重不良反应

| 不良反应名称 | 处理一般原则 | 药学监护 |
|---|---|---|
| 休克、呼吸困难、全身潮红、水肿（颜面肿胀，喉头水肿等）、荨麻疹等（<0.1%） | 应密切观察，出现异常时应立即停药，并给予适当处置 | 如出现过敏性休克，遵医嘱皮下注射盐酸肾上腺素，迅速建立静脉通道，静脉注射地塞米松，应用血管活性药物（如多巴胺等）和抗组胺药物（如异丙嗪等），扩充血容量 |
| 各类血细胞减少、粒细胞缺乏症、再生障碍性贫血、溶血性贫血（初期症状为全身倦怠、无力、皮下和黏膜下出血、发烧等） | 出现异常时应立即停药，并给予适当处置 | 应定期地进行血液学检查 |
| 史－约综合征、中毒性表皮坏死松解症（Lyell 综合征） | 应给予密切观察，出现此症状时，应立即停药，并给予适当处置 | SJS/TEN 患者急性期并发症多见，包括感染、肺、肾、肝等多脏器受累、体液丢失与电解质紊乱、低蛋白血症等 |
| AST、ALT 等升高，黄疸 | 应给予密切观察，出现异常时，应立即停药，并给予适当处置 | 用药期间宜定期进行血液生化学检查 |

续表

| 不良反应名称 | 处理一般原则 | 药学监护 |
| --- | --- | --- |
| 横纹肌溶解综合征 | 应密切观察，出现异常时应立即停药，并给予适当处置 | 当出现高钾血症、肌红蛋白尿、血清逸出酶显著升高、肌肉痛等情况时，应立即停药，并给予适当处置 |
| Q-T 间期延长、心室性心动过速（包括 Torsades de Pointes）、心室纤维颤动、房室传导阻滞等心脏传导阻滞、心脏收缩功能不全 | 用药后需仔细观察，出现异常症状时应立即停止用药，并进行适当处置 | 特别是在患有心脏疾病的患者中（心肌梗死、瓣膜病、心肌疾病等）容易出现上述情况，所以要密切观察给药后患者的状态 |
| 意识障碍、全身性痉挛（抽搐性、阵挛性、肌阵挛性） | 应密切观察，出现异常时应立即停药，并给予适当处置 | 尤其在患有肾功能障碍患者中容易发生，应给予特别注意 |
| 间质性肾炎、急性肾功能衰竭 | 应密切观察，出现异常时应立即停药，并给予适当处置 | 当间质性肾炎、急性肾功能衰竭的初期症状发热、皮疹、肾功能检查值异常（BUN、肌酐升高等）等被确认时，应立即停药，并给予适当处置 |

续表

| 不良反应名称 | 处理一般原则 | 药学监护 |
| --- | --- | --- |
| 间质性肺炎 | 应密切观察，出现异常时应立即停药，并给予适当处置 | 是否出现伴有发热、咳嗽、呼吸困难、胸部X线检查异常的间质性肺炎，当出现这些症状时，应立即停药，并给予肾上腺皮质激素等进行适当的治疗 |
| 癫痫发作 | 应给予密切观察，出现此症状时，应立即停药，并给予适当处置 | 监测镁离子水平，治疗低镁血症需要镁替代治疗以及停用质子泵抑制剂 |
| 社区获得性肺炎、医院获得性肺炎 | 应给予密切观察，出现此症状时，应立即停药，并给予适当处置 | 病原学检查和抗感染治疗 |

## 2. 常见不良反应（1%~10%）

| 药品名称 | 常见不良反应 |
| --- | --- |
| 西咪替丁 | 头痛、腹痛、恶心、腹泻、呕吐、胃肠胀气、反酸、上呼吸道感染、便秘、头晕、皮疹、乏力、背痛和咳嗽 |
| 雷尼替丁 | 刺激、便秘、软便、口渴、恶心、呕吐、腹胀、食欲不振、口腔炎、血压上升、颜面潮红、耳鸣、全身疲倦、头痛、困倦、失眠 |
| 法莫替丁 | 头痛、腹泻、恶心、腹痛、腹胀、呕吐、头晕、关节痛 |
| 尼扎替丁 | 贫血、荨麻疹、头痛、腹痛、疼痛、腹泻、恶心、腹胀、呕吐、消化不良、便秘、口干、胃肠功能紊乱、头晕、失眠、多梦、嗜睡、焦虑、神经质、鼻炎、咽炎、鼻窦炎、咳嗽、皮疹、瘙痒、肌痛、无力、背痛、胸痛、感染、发热、外科手术和损伤 |
| 罗沙替丁 | 肝脏、胆囊系统障碍，白细胞减少、嗜酸性粒细胞增多等白细胞、网状内皮系统障碍 |
| 拉呋替丁 | 皮疹、便秘、尿蛋白异常、头痛、失眠、心悸、发热 |

## 3. 其他不良反应

### （1）西咪替丁

| 系统器官分类 | 常见 | 不常见 | 罕见 | 极罕见 |
|---|---|---|---|---|
| 血液和淋巴系统 | | 白细胞减少 | 血小板减少、再生障碍性贫血 | 全血细胞减少、粒细胞缺乏症 |
| 免疫系统 | | | | 过敏性反应 |
| 神经系统 | | 抑郁、精神错乱、幻觉、谵妄、焦虑不安 | | |
| 神经系统 | 头痛、头晕 | | | |
| 心脏 | | 心动过速 | 窦性心动过缓 | 心脏传导阻滞 |
| 胃肠道 | 腹泻 | | | 胰腺炎 |
| 肝胆 | | 肝炎 | 血清转氨酶升高、肝脏毒性 | |
| 皮肤及皮下组织 | 皮疹 | | | 可逆性脱发和过敏性血管炎 |
| 肌肉骨骼和结缔组织 | 肌痛 | | | 关节痛 |

续表

| 系统器官分类 | 常见 | 不常见 | 罕见 | 极罕见 |
|---|---|---|---|---|
| 肾脏和泌尿系统 | | 血清肌酐升高 | 间质性肾炎、尿潴留 | |
| 生殖系统和乳腺 | | 男性乳房发育、可逆性阳痿、性欲减退、精子计数减少 | | 溢乳 |
| 全身性疾病和给药部位情况 | 疲劳、嗜睡 | | | 发热 |

发生频率的定义为：极常见（>1/10）、常见（>1/100，<1/10）、不常见（>1/1000，<1/100）、罕见（>1/10000，<1/1000）、极罕见（<1/10000）

（2）雷尼替丁

| 系统器官分类 | 不常见 | 罕见 | 极罕见 |
| --- | --- | --- | --- |
| 中枢神经系统 | 头昏眼花、嗜睡、失眠、眩晕、可逆性精神错乱、兴奋、抑郁、幻觉、视觉混乱 | | |
| 心血管 | 心律失常，如心动过速、心动过缓、心搏停止、心室传导阻滞及心室期前收缩 | | |
| 胃肠道 | 便秘、腹泻、恶心、呕吐、腹部不适、疼痛、胰腺炎 | | |
| 肝脏 | 肝细胞性、胆汁淤积性或混合型肝炎（伴有黄疸或无黄疸） | 肝衰竭 | |
| 肌肉骨骼 | 关节痛与肌痛 | | |
| 血液 | 白细胞减少症、粒细胞减少、血小板减少、粒细胞缺乏症、全血细胞减少症（有时候伴有骨髓发育不全）、再生障碍性贫血 | | 后天免疫溶血性贫血症 |
| 内分泌 | 男性患者乳房女性化、阳痿与性欲降低 | | |
| 免疫系统 | 皮疹，包括少发的多种红斑、超敏反应（如支气管痉挛、发烧、皮疹，嗜曙红细胞增多）、过敏反应、血管神经水肿和血清肌酐的少量增加 | | |

（3）法莫替丁

| 系统器官分类 | 不常见 | 罕见 |
| --- | --- | --- |
| 循环系统 | | 脉率增加、血压上升及颜面潮红 |
| 消化系统 | 转氨酶升高等肝功能异常 | 腹胀、食欲缺乏、便秘、腹泻、软便、口渴、恶心及呕吐 |
| 中枢神经系统 | | 头痛、头重及全身乏力感 |
| 过敏反应 | 皮疹、荨麻疹 | |
| 其他 | | 月经不调、面部水肿及耳鸣 |

（4）尼扎替丁

| 系统器官分类 | 常见 | 不常见 | 罕见 |
| --- | --- | --- | --- |
| 神经系统 | 头痛、头晕、失眠、多梦、嗜睡、焦虑、神经质 | | |
| 全身性 | 疼痛、无力、背痛、损伤、意外、肌痛、感染 | | |
| 消化系统牙科 | 腹泻、恶心、腹胀、呕吐、消化不良、便秘、口干、厌食、胃肠功能紊乱 | | |
| 呼吸系统 | 鼻炎、咽炎、鼻窦炎、咳嗽 | | |
| 血液系统 | | 贫血 | |
| 皮肤及皮下组织 | 皮疹、瘙痒 | 荨麻疹 | |
| 其他 | | | 弱视 |

（5）罗沙替丁

| 系统器官分类 | 常见 | 罕见 |
| --- | --- | --- |
| 消化系统 | 肝功能异常，AST、ALT、LDH 升高等 | 恶心 |
| 中枢神经系统 | | 眩晕、幻觉，可逆性的精神错乱 |
| 过敏反应 | 皮疹、荨麻疹 | |
| 其他 | | 一过性疼痛、血压升高、尿素氮升高 |

（6）拉呋替丁

| 系统器官分类 | 常见 | 罕见 | 未知 |
| --- | --- | --- | --- |
| 过敏反应 | | | 皮疹、荨麻疹、瘙痒 |
| 血液 | 白细胞数增加 | 嗜酸性粒细胞数增加、白细胞数减少、红细胞数减少、红细胞压积减少 | 血红蛋白减低 |
| 肝脏 | AST、ALT、ALP、γ-GTP、总胆红素升高 | LDH、TTT 升高 | |
| 肾脏 | 尿蛋白升高 | BUN 升高 | |
| 中枢神经系统 | | 头痛、失眠、嗜睡 | 可逆性精神错乱、幻觉、眩晕 |
| 循环系统 | | 心悸、发热感、潮热 | |

续表

| 系统器官分类 | 常见 | 罕见 | 未知 |
|---|---|---|---|
| 消化系统 | 便秘 | 腹泻、大便硬结 | 恶心、呕吐、腹部膨胀感、食欲不振 |
| 其他 | 血清尿酸升高、CI 升高 | 月经延迟、血钠升高、血钾减低 | 乳房女性化 |

## （二）质子泵抑制剂

奥美拉唑、兰索拉唑、泮托拉唑、雷贝拉唑、艾司奥美拉唑、艾普拉唑。

药学监护：一些数据表明，与奥美拉唑联用时氯吡格雷的活性降低，因为其经相同的肝细胞色素 P450 酶介导的途径代谢。PPIs 可能会减少某些 HIV 蛋白酶抑制剂的吸收。接受利匹韦林治疗患者禁用 PPIs。对于所需 PPIs 剂量相当于 20mg/d 以上奥美拉唑的患者，不应使用阿扎那韦。同时使用 PPIs 与大剂量甲氨蝶呤似乎会引起甲氨蝶呤消除延迟，如果未进行恰当监测，可能导致甲氨蝶呤中毒。对于预期将长期（≥ 1 年）使用 PPIs 的患者，或同时使用 PPIs 和其他可引起低镁血症药物（如利尿剂）的患者，通常在开始使用 PPIs 前会检测患者的血清镁水平。对于长期使用 PPIs 患者，应每年检查一次维生素 $B_{12}$ 水平。PPIs 不应与抑酸剂同时使用，后者包括 $H_2$ 受体拮抗剂（$H_2$RA）、前列腺素 E 类似物（如米索前列醇），以及生长抑素类似物（如奥曲肽），因为这会明显降低抑酸效果。如果抑酸剂与 PPIs 之间的给药间隔足够，则可以一起使用。

**1. 严重不良反应**

| 不良反应名称 | 处理一般原则 | 药学监护 |
|---|---|---|
| 过敏反应（全身出疹、面部浮肿、呼吸困难等）（＜0.1%），甚至引起休克（＜0.1%） | 应给予密切观察，出现此症状时，应立即停药，并给予适当处置 | 如出现过敏性休克，遵医嘱皮下注射盐酸肾上腺素，迅速建立静脉通道，静脉注射地塞米松，应用血管活性药物（如多巴胺等）和抗组胺药物（如异丙嗪等），扩充血容量 |
| 全血细胞减少和粒细胞缺乏症，溶血（＜0.1%）、粒细胞减少、血小板减少、贫血（0.1%~5%） | 应给予密切观察，出现异常时应立即停药，并给予适当处置 | 用药期间宜定期进行血液学检查 |
| 暴发性肝炎、肝功能障碍伴有黄疸、AST 和 ALT 升高等重度肝功能损害（＜0.1%） | 应给予密切观察，出现此症状时，应立即停药，并给予适当处置 | 用药期间宜定期进行血液学检查 |
| 中毒性表皮坏死松解症（Lyell 综合征）、史－约综合征（＜0.1%） | 应给予密切观察，出现异常时，应立即停药，并给予适当处置 | 应避免使用 PPIs 类药物长于临床需要的时间 |

续表

| 不良反应名称 | 处理一般原则 | 药学监护 |
| --- | --- | --- |
| 间质性肺炎（＜0.1%），出现发热.咳嗽、呼吸困难，肺部呼吸音异常（捻发音） | 应迅速中止用药 | 一旦出现发热、咳嗽、呼吸困难及异常呼吸音（爆裂音），应立即进行胸部X线或其他检查，停止用药，并采取适当的处理，如给予肾上腺皮质激素进行治疗 |
| 视力障碍 | 应停止用药，并采取适当的处理 | |
| 急性肾功能衰竭、间质性肾炎 | 应停止用药，并采取适当的处理 | 应注意进行患者肾功能检查（如血尿素氮、肌酐等） |
| 低钠血症 | 应停止用药，并采取适当的处理 | 去除病因、纠正低钠血症、对症处理、治疗并发症 |
| 血管性水肿、支气管痉挛 | 应停止用药，并采取适当的处理 | 使用抗组胺的药物抑制水肿的症状 |
| 意识错乱 | 应停止用药，并采取适当的处理 | |

## 2. 常见不良反应（1%~10%）

| 药品 | 常见不良反应 |
|---|---|
| 奥美拉唑 | 头痛、腹痛、便秘、腹泻、胃肠胀气、恶心、呕吐 |
| 兰索拉唑 | 头痛、头晕、困倦、纳差、腹部不适、腹泻、ALT 升高、外周血白细胞（WBC）下降、肾功能异常、输液局部轻度刺激反应、过敏、皮疹 |
| 泮托拉唑 | 头痛、腹泻、恶心、腹痛、腹胀、呕吐、头晕、关节痛 |
| 雷贝拉唑 | 头痛、腹泻和恶心 |
| 艾司奥美拉唑 | 头痛、给药部位反应、腹痛、便秘、腹泻、腹胀、恶心、呕吐 |
| 艾普拉唑 | 腹泻、头晕、头痛、血清氨基转移酶（AST/ALT）升高 |

## 3. 其他不良反应

### （1）奥美拉唑

| 系统器官分类 | 常见 | 不常见 | 罕见 |
|---|---|---|---|
| 中枢和外周神经系统 | 头痛 | 头晕、感觉异样、嗜睡、失眠和眩晕 | 可逆性精神错乱、激动、攻击性行为、抑郁和幻觉，多见于重症患者 |
| 内分泌系统 | | | 男子乳房女性化 |
| 消化系统 | 腹泻、便秘、腹痛、恶心、呕吐、胀气 | | 口干、口炎和胃肠道念珠菌感染 |

续表

| 系统器官分类 | 常见 | 不常见 | 罕见 |
|---|---|---|---|
| 血液系统 | | | 白细胞减少、血小板减少、粒细胞缺乏症和各类血细胞减少 |
| 肝胆 | | 肝酶升高 | 脑病（见于先前有严重肝病患者），肝炎或黄疸性肝炎、肝脏衰竭 |
| 肌肉与骨骼 | | | 关节痛、肌力减弱和肌痛 |
| 皮肤及皮下组织 | | 皮疹和（或）瘙痒、荨麻疹 | 光敏性、多形性红斑、史-约综合征、中毒性表皮坏死松解症（TEN）、脱发 |

发生频率的定义为：极常见（>1/10）、常见（>1/100，<1/10）、不常见（>1/1000，<1/100）、罕见（>1/10000，<1/1000）、极罕见（<1/10000）

（2）兰索拉唑

| 系统器官分类 | 常见 | 罕见 |
|---|---|---|
| 过敏反应 | 出疹、瘙痒 | |
| 肝脏 | AST、ALT、ALP、LDH、γ-GTP 升高 | |
| 血液系统 | 嗜酸性粒细胞增多 | |

续表

| 系统器官分类 | 常见 | 罕见 |
| --- | --- | --- |
| 消化系统 | 便秘、腹泻、口干、腹胀 | 恶心、呕吐、食欲不振、腹痛、念珠菌病、口炎、舌炎、味觉障碍 |
| 中枢神经系统 | 头痛、嗜睡 | 抑郁、失眠、眩晕、震颤 |
| 其他 | 发热、总胆固醇和尿酸升高 | 男子乳房女性化、视力模糊、浮肿、乏力、舌麻木感、口唇麻木感、四肢麻木感、关节痛、肌肉痛、脱发 |

（3）泮托拉唑

| 系统器官分类 | 常见 | 不常见 | 罕见 | 十分罕见 | 未知 |
|---|---|---|---|---|---|
| 血液和淋巴系统 | | | 粒细胞缺乏 | 血小板减少症、白细胞减少症、全血细胞减少症 | |
| 免疫系统 | | | 过敏症（包括过敏反应和过敏性休克） | | |
| 新陈代谢与营养不良 | | | 高脂血症和血脂升高（甘油三酯、胆固醇）、体重变化 | | 肌酸激酶升高（CPK）、低钠血症、低镁血症、低钙血症、低钾血症 |
| 精神神经系统 | | 睡眠障碍 | 抑郁（及所有加重情况） | 定向障碍（及所有加重情况） | 幻觉、意识模糊（特别是易感患者以及已有症状的加重） |
| 神经系统 | | 头痛、头晕 | 味觉障碍 | | 感觉异常 |

续表

| 系统器官分类 | 常见 | 不常见 | 罕见 | 十分罕见 | 未知 |
| --- | --- | --- | --- | --- | --- |
| 眼部 | | | 视觉障碍、视物模糊 | | |
| 胃肠道 | | 腹泻、恶心、呕吐、腹部肿胀、便秘、口干、腹痛和不适 | | | |
| 肝胆 | | 肝酶升高（氨基转移酶、γ-GTP） | 胆红素升高 | | 肝细胞损伤；黄疸；肝细胞衰竭 |
| 皮肤和皮下组织 | | 皮疹/疹/出疹；瘙痒 | 荨麻疹、血管性水肿 | | 史–约综合征、Lyell综合征、多形性红斑、光敏、亚急性红斑狼疮 |
| 骨骼肌和结缔组枳 | | 髋关节、腕关节或脊柱骨折 | 关节痛、肌痛 | | 横纹肌溶解综合征、肌肉痉挛 |

续表

| 系统器官分类 | 常见 | 不常见 | 罕见 | 十分罕见 | 未知 |
|---|---|---|---|---|---|
| 肾脏和泌尿系统 | | | | | 肾功能改变、间质性肾炎（可能进展成肾衰竭） |
| 生殖系统和乳腺 | | | 男性乳房发育症 | | |
| 一般病情和用药部位的表现 | 注射部位血栓性静脉炎 | 乏力、疲劳和不适 | 体温升高、外周水肿 | | |
| 全身性 | | | | | 寒战、胸闷、畏寒、疼痛 |
| 心血管系统 | | | | | 心悸、心慌 |
| 呼吸系统 | | | | | 呼吸困难、呼吸急促 |

（4）雷贝拉唑

| 系统器官分类 | 常见 | 不常见 |
| --- | --- | --- |
| 血液系统 | 白细胞降低 | |
| 肝胆 | 氨基转移酶升高 | |
| 中枢和外周神经系统 | | 头晕、耳鸣 |
| 皮肤及皮下组织 | | 皮疹 |
| 消化系统 | | 稀便 |
| 血液系统 | | 凝血功能异常 |
| 免疫系统 | | 发热、血清肌酐升高 |

（5）艾司奥美拉唑

| 系统器官分类 | 常见 | 不常见 | 罕见 | 极罕见 |
|---|---|---|---|---|
| 神经系统 | | 视力模糊、眩晕 | | |
| 皮肤及皮下组织 | 给药部位反应 | 皮炎、瘙痒、皮疹、荨麻疹 | 脱发、光过敏 | 多形性红斑、中毒性表皮坏死松解症（TEN） |
| 骨骼肌、结缔组织和骨骼 | | 髋部、腕部或脊柱骨折 | 关节痛、肌痛 | 肌无力 |
| 消化系统 | 腹痛、便秘、腹泻、腹胀、恶心、呕吐 | 口干 | 口炎、胃肠道念珠菌病 | |
| 肝胆系统 | | 氨基转移酶升高 | 伴或不伴黄疸的肝炎 | 肝衰竭、先前有肝病的患者中出现脑病 |
| 肾脏和泌尿系统 | | | | 间质性肾炎 |
| 血液和淋巴系统 | | | 血小板减少症、白细胞减少症 | 粒细胞缺乏症、全血细胞减少症 |

续表

| 系统器官分类 | 常见 | 不常见 | 罕见 | 极罕见 |
|---|---|---|---|---|
| 免疫系统 | | | 超敏反应如发热、血管性水肿和过敏反应 / 休克 | |
| 代谢和营养紊乱 | | 外周水肿 | 低钠血症 | |
| 神经系统 | 头痛 | 头晕、感觉异常、嗜睡、失眠 | 味觉障碍、激动、意识障碍、抑郁 | 攻击、幻觉 |
| 生殖系统和乳腺 | | | | 男子乳房女性化 |
| 其他 | | | 不适、多汗 | |

（6）艾普拉唑

| 系统器官分类 | 常见 | 不常见 | 罕见 | 极罕见 |
| --- | --- | --- | --- | --- |
| 神经系统 | 头晕、头痛 | 视力模糊、眩晕 | | |
| 消化系统 | 腹泻 | 腹胀、口干、口苦、皮炎、瘙痒、皮疹、荨麻疹 | 脱发、光过敏 | 多形性红斑、中毒性表皮坏死松解症（TEN） |
| 肝胆系统 | 血清氨基转移酶（ALT/AST）升高 | | | |
| 皮肤及皮下组织 | | 皮疹、荨麻疹 | | |
| 骨骼肌、结缔组织和骨骼 | | 腰痛 | | |
| 心血管系统 | | 心悸、心电图异常（室性期前收缩、一度房室传导阻滞） | | |
| 呼吸系统 | | 胸闷 | | |

续表

| 系统器官分类 | 常见 | 不常见 | 罕见 | 极罕见 |
|---|---|---|---|---|
| 肾脏和泌尿系统 | | 肾功能异常（蛋白尿、BUN 升高） | | |
| 血液系统 | | 白细胞减少 | | |
| 其他 | | 月经时间延长 | | |

## （三）钾离子竞争性酸阻滞剂

伏诺拉生、替戈拉生、凯普拉生。

药学监护点：几乎所有与 PPIs 相关的不良反应都发生在长期治疗的患者中，通过定期评估患者对抑酸治疗的需求，尽可能缩短治疗时间，可以消除或大大降低不良后果的风险。

## 1. 严重不良反应

| 不良反应名称 | 处理一般原则 | 药学监护 |
| --- | --- | --- |
| 药物超敏反应（包括过敏性休克） | 应给予密切观察，出现此症状时，应立即停药，并给予适当处置 | 遵医嘱皮下注射盐酸肾上腺素，迅速建立静脉通道，静脉注射地塞米松，应用血管活性药物（如多巴胺等）和抗组胺药物（如异丙嗪等），扩充血容量 |
| 药物性皮炎、荨麻疹 | 应定期地进行血液学检查，出现异常时应立即停药，并给予适当处置 | 进行抗过敏治疗 |
| 肝毒性、黄疸 | 应给予密切观察，出现此症状时，应立即停药，并给予适当处置 | 用药期间宜定期进行血液学检查 |
| 多形性红斑、史－约综合征、中毒性表皮坏死松解症 | 应给予密切观察，出现异常时，应立即停药，并给予适当处置 | SJS/TEN 患者急性期并发症多见，包括感染，肺、肾、肝等多脏器受累，体液丢失与电解质紊乱，低蛋白血症等 |

2. 常见不良反应（1%~10%）

| 药品名称 | 常见不良反应 |
| --- | --- |
| 伏诺拉生 | 腹泻、便秘、鼻咽炎 |
| 替戈拉生 | 血胃泌素升高、肝功能异常、肝损伤、肝脂肪变性、高尿酸血症、高甘油三酯血症、腹胀、高胃泌素血症、肾功能损害、丙氨酸氨基转移酶升高、血胆红素升高、白细胞计数降低、血肌酸磷酸激酶升高、血尿酸升高、中性粒细胞计数升高、白细胞计数升高 |
| 凯普拉生 | 肝功能异常、胃息肉、腹泻、高脂血症、高尿酸血症、心律失常、窦性心动过缓、氨基转移酶升高、尿蛋白检出、心电图 ST 段异常 |

3. 其他不良反应

（1）伏诺拉生（临床试验期间的不良反应）

| 系统器官分类 | 常见 | 不常见 |
| --- | --- | --- |
| 胃肠道 | 腹泻、便秘 | 恶心、腹胀 |
| 神经系统 | | 头痛 |
| 皮肤和皮下组织 | | 皮疹 |
| 其他 | | 水肿、嗜酸性粒细胞增多 |

（2）替戈拉生（临床试验期间的不良反应）

| 系统器官分类 | 十分常见 | 常见 | 不常见 |
| --- | --- | --- | --- |
| 肝胆系统 | | 肝功能异常、肝损伤、肝脂肪变性 | |
| 代谢及营养类 | | 高尿酸血症、高甘油三酯血症 | 食欲下降、高胆固醇血症、高脂血症、高镁血症、低钙血症 |
| 胃肠系统 | | 腹胀、高胃泌素血症 | 上腹痛、便秘、胃排空障碍、恶心 |
| 肾脏及泌尿系统 | | 肾功能损害 | 肾损伤 |
| 感染及侵染类 | | | 胃肠炎、牙周炎 |
| 各类神经系统 | | | 头痛、运动功能障碍 |
| 血液及淋巴系统 | | | 凝血障碍 |
| 全身性疾病及给药部位各种反应 | | | 乏力 |
| 精神病类 | | | 烦躁不安 |

续表

| 系统器官分类 | 十分常见 | 常见 | 不常见 |
|---|---|---|---|
| 呼吸系统、胸及纵膈 | | | 鼻旁囊肿 |
| 皮肤及皮下组织 | | | 过敏性皮炎 |
| 各类检查 | 血胃泌素升高 | 丙氨酸氨基转移酶升高、血胆红素升高、白细胞计数降低、血肌酸磷酸激酶升高、血尿酸升高、中性粒细胞计数升高、白细胞计数升高 | 尿白蛋白阳性、天冬氨酸氨基转移酶升高、尿胆红素存在、血胆固醇升高、血葡萄糖升高、血乳酸脱氢酶升高、血钾降低、血甘油三酯升高、尿中带血、心电图T波波幅降低、嗜酸性粒细胞计数降低、γ- 谷氨酰转移酶升高、中性粒细胞计数降低、尿蛋白检出、红细胞计数下降 |

（3）替戈拉生（临床试验期间的不良反应）

| 系统器官分类 | 常见 | 不常见 |
|---|---|---|
| 肝胆系统 | 肝功能异常 | 药物诱导的肝损伤 |
| 胃肠系统 | 胃息肉、腹泻 | 便秘、腹痛、恶心、十二指肠炎、食管炎、反流性胃炎、食管息肉、排便频率增加 |
| 代谢及营养类 | 高脂血症、高尿酸血症 | 食欲障碍 |
| 心脏器官 | 心律失常、窦性心动过缓 | 右束支阻滞、冠状动脉疾病 |
| 各类神经系统 | | 头晕、头痛 |
| 皮肤及皮下组织 | | 过敏性皮炎 |
| 感染及侵染类 | | 胃肠炎、鼻咽炎 |
| 肾脏及泌尿系统 | | 血尿症、肾功能损害、蛋白尿 |
| 呼吸系统、胸及纵隔 | | 鼻衄 |
| 血液及淋巴系统 | | 骨髓抑制、中性粒细胞减少症、贫血 |

续表

| 系统器官分类 | 常见 | 不常见 |
|---|---|---|
| 各类检查 | 氨基转移酶升高、尿蛋白检出、心电图ST段异常 | 尿潜血阳性、血胆红素升高、真菌检测阳性、血甘油三酯升高、血葡萄糖升高、尿红细胞阳性、血乳酸脱氢酶升高、氨基转移酶异常、白细胞计数降低、低密度脂蛋白升高、谷氨酸脱氢酶升高、潜血阳性、总胆汁酸增加、单核细胞计数升高、平均细胞血红蛋白浓度降低、嗜酸性粒细胞计数增多、血肌酐升高、血尿酸升高、尿白细胞阳性、血肌酸磷酸激酶升高、血压升高 |

## 二、抗酸剂

氢氧化铝、铝碳酸镁、碳酸钙。

药学监护：抗酸药的副作用取决于摄入量和治疗持续时间。含镁的抗酸药可引起腹泻和高镁血症，后者只会在肾功能不全的患者中引起问题。抗酸药也有可能含钠，易感患者可发生容量超负荷。摄入大量的钙和可吸收性碱（特别是碳酸钙）可导致高钙血症、碱中毒和急性或慢性肾损伤，这一系列表现称为乳碱综合征。严重铝潴留仅发生于肾衰竭患者，且可能会在长时间氢氧化铝治疗之后导致神经毒性和贫血。氢氧化铝会阻碍肠道对磷酸盐的吸收；中等剂量氢氧化铝治疗 2 周可导致严重低磷血症，特别是采用低磷膳食或由其他原因引起磷酸盐消耗的患者。硫糖铝还可与磷酸盐结合并导致低磷血症。联用硫糖铝与抗酸药可能会增强这些作用。

1. 严重不良反应

| 不良反应名称 | 处理一般原则 | 药学监护 |
| --- | --- | --- |
| 铝蓄积中毒出现精神症状 | 应给予密切观察，出现此症状时，应立即停药，并给予适当处置 | 应避免使用该类药物长于临床需要的时间 |
| 乳碱综合征、高血钙、碱中毒及肾功能不全 | | 纠正碱中毒和低钾血症，积极防治泌尿系统感染 |
| 胃酸反跳性增高，发生高钙血症 | | 应避免使用该类药物长于临床需要的时间 |

2. 常见不良反应（1%~10%）

| 药品 | 常见不良反应 |
| --- | --- |
| 氢氧化铝 | 恶心、呕吐、便秘、老年人长期服用可导致骨质疏松、老年性痴呆，肾衰竭患者长期服用可引起骨软化、脑病、痴呆及小细胞性贫血，肾功能不全患者长期应用可能会有铝蓄积中毒，出现精神症状 |
| 铝碳酸镁 | 便秘、稀便、口干和食欲缺乏、大剂量服用可导致软糊状便、大便次数增多、腹泻、呕吐、过敏反应，长期服用可导致血清电解质变化 |
| 碳酸钙 | 嗳气、便秘、腹部不适，过量长期服用可引起胃酸分泌反跳性增高，并可发生高钙血症 |

### 3. 其他不良反应（碳酸钙）

| 系统器官分类 | 常见 | 不常见 |
| --- | --- | --- |
| 胃肠道 | 胃肠不适、便秘 | |
| 代谢及营养类 | | 乳碱综合征、高钙血症、碱中毒 |
| 肾脏及泌尿系统 | | 肾功能不全 |

## 三、胃黏膜保护剂

### 1. 严重不良反应

| 不良反应名称 | 处理一般原则 | 药学监护 |
| --- | --- | --- |
| 肝功能障碍与黄疸，AST、ALT、γ-GTP 或 ALP 上升 | 立即停药并采取适当措施 | 用药期间宜定期进行血生化检查 |
| 血小板减少 | | 用药期间宜定期进行血液学检查。如发现异常时，应采取停止用药等适当的处理 |
| 白细胞减少（<0.1%） | | 用药期间宜定期进行血液学检查。如发现异常时，应采取停止用药等适当的处理 |
| 休克、过敏症状 | | 遵医嘱皮下注射盐酸肾上腺素，迅速建立静脉通道，静脉注射地塞米松，应用血管活性药物（如多巴胺等）和抗组胺药物（如异丙嗪等），扩充血容量 |

## 2. 常见不良反应（1%~10%）

| 药品 | 常见不良反应 |
| --- | --- |
| 枸橼酸铋钾 | 服药期间口内可能带有氨味，并可使舌苔及大便呈灰黑色，停药后即自行消失 |
| 硫糖铝 | 便秘、口干 |
| 替普瑞酮 | AST、ALT 的升高 |
| 磷酸铝 | 无 |
| 吉法酯 | 无 |
| 瑞巴派特 | 无 |

## 3. 其他不良反应

（1）枸橼酸铋钾片

| 系统器官分类 | 常见 | 不常见 |
| --- | --- | --- |
| 胃肠道 | 灰黑色大便 | 恶心、便秘 |

（2）硫糖铝

| 系统器官分类 | 常见 | 不常见 |
| --- | --- | --- |
| 胃肠道 | 口干、便秘 | 腰痛、腹泻、眩晕、消化不良、恶心、皮疹、瘙痒、胃痉挛、失眠、疲劳、嗜睡及低磷血症 |

（3）磷酸铝

大剂量使用时可产生轻微的便秘现象。

（4）替普瑞酮

| 系统器官分类 | 常见 | 不常见 |
| --- | --- | --- |
| 肝胆系统 | ALT、AST 的升高 | 总胆固醇上升 |
| 胃肠道 | | 便秘、腹泻、吐意、口渴、腹痛、腹胀 |
| 皮肤及皮下组织 | | 皮疹、瘙痒 |
| 神经系统 | | 头痛 |

（5）吉法酯

| 系统器官分类 | 不常见 | 罕见 |
| --- | --- | --- |
| 胃肠道 | 口干、恶心、便秘、上腹不适、口内炎 | 腹泻、舌炎、下腹隐痛 |
| 肝胆系统 | ALT、AST 轻度升高 | |
| 皮肤及皮下组织 | 荨麻疹 | |
| 神经系统 | | 头晕 |

（6）瑞巴派特

| 系统器官分类 | 不常见 | 罕见 |
| --- | --- | --- |
| 精神神经系统 | 麻木、眩晕、嗜睡 | 头晕腹泻、舌炎、下腹隐痛 |
| 肝胆系统 | | ALT、AST、γ-GTP、ALP 上升等 |
| 皮肤及皮下组织 | 荨麻疹 | 皮疹、瘙痒感、药疹样湿疹 |

续表

| 系统器官分类 | 不常见 | 罕见 |
| --- | --- | --- |
| 消化系统 | 口渴 | 便秘、腹部胀满感、腹泻、恶心、呕吐、胃灼热、腹痛、嗳气、味觉异常 |
| 血液系统 | | 白细胞减少、粒细胞减少 |
| 呼吸系统 | 咳嗽、呼吸困难 | |
| 心血管系统 | 心慌、颜面潮红 | |
| 其他 | 乳腺肿胀、乳房痛、男性乳房女性化、诱发乳汁分泌、发热、舌麻木 | 月经异常、BUN上升、浮肿、咽喉部异物感 |

6

第六章

# 用药教育

消化性溃疡指发生于胃和十二指肠的慢性溃疡，即胃溃疡和十二指肠溃疡。消化性溃疡临床表现不一，最常见的症状是胃部灼烧疼痛。少数患者可无症状，或以出血、穿孔等并发症为首发症状。消化性溃疡最常见的病因是幽门螺杆菌感染，以及长期使用非甾体抗炎药（NSAIDS），如布洛芬和萘普生钠等。压力和辛辣食物不会引起消化性溃疡，但会使症状恶化。

**1. 心理指导**

消化性溃疡与心理因素有很大关系，长期处于应激状态，可引起胃黏膜损害因素增加和保护因素削弱。过度紧张、情绪波动会导致大脑皮质功能紊乱，自主神经兴奋增加，使胃酸分泌增多，诱发、加重溃疡。建议合理安排生活和工作，保证充足的睡眠和休息，避免过度劳累。保持情绪稳定，避免精神过度紧张，尽量避免或消除工作、家庭等方面的精神刺激等，有利于疾病的康复。提高对环境的适应能力，避免与他人发生纠纷，创造宽松、和睦的家庭和社会环境，以及和谐的人际关系。

**2. 饮食指导**

避免暴饮暴食和进食刺激性饮食，以免加重对胃肠道黏膜的损伤。

进餐方式：应定时进食，以维持正常消化活动的规律。在溃疡活动期，宜少食多餐（每餐平均进

1/2~2/3 量，3~4 小时进食 1 次）细嚼慢咽，避免餐后零食和睡前进食，饮食不宜过饱。

食物选择：选择营养丰富、易消化的食物，可适量摄取脂肪，症状较重的患者可以面食为主，不习惯面食则以软米饭或米粥代替。由于蛋白质类食物具有中和胃酸作用，可适量摄取脱脂牛奶，宜安排在两餐之间饮用，但牛奶中的钙质吸收有刺激胃酸分泌的作用，不宜多饮。避免食用机械性的食物（指生、冷、硬、粗纤维的蔬菜、水果，如葱头、韭菜、芹菜等）和化学刺激强的药物（如咖啡、浓茶和辣椒、酸醋等调味品）。禁食煎炸食物、辣椒、浓咖啡及过热、过甜的食物，远离烟酒。

**3. 用药指导**

按医嘱正确服药，不随便停药，以减少复发。谨慎使用损伤胃肠道黏膜的药物，如阿司匹林、皮质类固醇等，以免加重溃疡，如不可避免使用，则需加用保护胃黏膜药物，同时应谨慎使用止痛类的药物，如必要，需咨询医生后服用。

**4. 休息与活动指导**

溃疡活动期且症状较重者，卧床休息几天至 1~2 周，可使疼痛等症状缓解。病情较轻者则应鼓励适当活动，以分散注意力。保证充足睡眠和休息，在缓解期边工作边治疗，但要避免劳累。饭后 30 分钟至 1 小时应安静休息。

### 5. 出院指导

避免精神紧张，要了解溃疡发生与精神刺激有明确的关系，学习、工作、生活要有规律，避免过度劳累，防止复发。

纠正不良的生活习惯，勿暴饮暴食，戒烟、戒酒，避免摄入刺激性食物。

按医嘱服药，不随便停药，以减少复发。

定期复查，若上腹疼痛节律发生变化并加剧，或者出现呕血、黑便时应立即就医。

若幽门螺杆菌试验呈阳性，则应定时服用三联/四联抗HP治疗，详细可以询问医生，同时定期复查，在日常生活中，注意做好与家人的碗筷隔离，避免感染他人或被他人感染，可以用开水进行碗筷的消毒或分开放置，但其他无需过度紧张。

# 参考文献

[1] 李正翔，张玉，张伶俐，等. 医疗机构药品遴选指南［J］. 中国药房，2022，33（7）：769–776.

[2] 赵志刚，董占军，刘建平. 中国医疗机构药品评价与遴选快速指南［J］. 医药导报，2020，39（11）：1457–1465.

[3] 中华人民共和国国家卫生健康委员会. 质子泵抑制剂临床应用指导原则（2020年版）［J］. 中国实用乡村医生杂志，2020，28（1）：9.

[4] Tomoari Kamada，Kiichi Satoh，Toshiyuki Itoh，et al. Evidence-based clinical practice guidelines for peptic ulcer disease 2020［J］. Gastroenterol，2021，56（4）：303–322.

[5] Loren Laine，Alan N Barkun，John R Saltzman，et al. ACG Clinical Guideline：Upper Gastrointestinal and Ulcer Bleeding［J］. Am J Gastroenterol，2021，116（5）：899–917.

[6] 陈绍芳，洪惠琪，徐妙容，等. 利用OA系统优化我院药品临时采购规范化管理［J］. 天津药学，2021，33（4）：73–78.

[7] 江贺春，肖明，沈爱宗. 我院病区贮存药品风险因素分析及对策［J］. 中国临床药学杂志，2020，29（4）：290–292.

[8] 中华医学会消化病学分会幽门螺杆菌学组. 2022中国幽门螺杆菌感染治疗指南[J]. 中华消化杂志，2022，42(11)：745-756.

[9] 中华医学会儿科学分会临床药理学组. 儿童质子泵抑制剂合理使用专家共识2019[J]. 中国实用儿科杂志，2019，34(12)：977-981.

[10] 中华消化杂志编委会. 消化性溃疡诊断与治疗规范[J]. 中华消化杂志，2016，36(8)：508-513.

[11] 吴岚，王朝霞. 2015 NASPGHAN/ESPGHAN《婴儿胃食管反流和胃食管反流病管理临床指南》解读[J]. 中国实用儿科杂志，2016，31(7)：481-484.

[12] Cunningham R，Mustoe E，Spiller L，et al. Acidified nitrite：a host defence against colonization with C. difficile spores?[J]. J Hosp Infect，2014，86(2)：155-157.

[13] Stewart DB，Hegarty JP. Correlation between virulence gene expression and proton pump inhibitors and ambient pH in Clostridium difficile：results of an in vitro study[J]. J Med Microbiol，2013，62(10)：1517-1523.

[14] Cunningham R，Mustoe E，Spiller L，et al. Acidified nitrite：a host defence against colonization with C. difficile spores?[J]. J Hosp Infect，2014，86(2)：155-157.

[15] Strand DS，Kim D，Peura DA. 25 years of proton pump inhibitors：a comprehensive review[J]. Gut Liver，2017，11(1)：27-37.

[16] Tytgal GNJ. Shortcomings of the first-generation proton pump inhibitors[J]. Eur J Gastroenterol Hapatol，2001，

13（1）: 29.

[17] American Geriatrics Society 2015 Beers Criteria Update Expert Panel：American Geriatrics Society 2015 Updated Beers Criteria for Potentially Inappropriate Medication Use in Older Adults [J]. J Am Geriatr Soc，2015，63（11）: 2227–2246.

[18] 中华医学会老年医学分会. 老年人质子泵抑制剂合理应用专家共识 [J]. 中华老年病研究电子杂志，2015，2（4）: 1–7.

[19] 中国药学会医院药学专业委员会. 质子泵抑制剂优化应用专家共识 [J]. 中国医院药学杂志，2020：5.

[20] 柏愚，李延青，任旭，等. 应激性溃疡防治专家建议（2018版）[J]. 中华医学杂志，2018，98（42）: 3392–3395.

[21] 中国中西医结合学会消化系统疾病专业委员会. 溃疡性结肠炎中西医结合诊疗共识意见2017年 [J]. 中国中西医结合消化杂志，2018. 26（2）: 105–122.

[22] ECCO，European Cron’s and Colitis Organisation. ECCO Guidelines on Therapeutics in Ulcerative Colitis：Medical Treatment [J]. J Crohns Colitis，2021.